Mit Bewegung und Geselligkeit Demenz vorbeugen

Ernestine Leutgeb · Helga Schloffer

Mit Bewegung und Geselligkeit Demenz vorbeugen

Wissenswertes über wichtige Schutzfaktoren fürs Gehirn

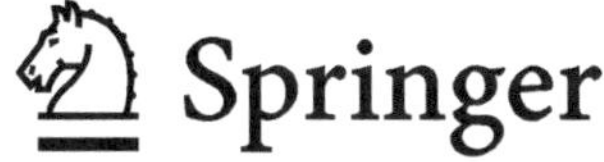

Ernestine Leutgeb
Vienna, Österreich

Helga Schloffer
Graz, Österreich

ISBN 978-3-662-59617-3 ISBN 978-3-662-59618-0 (eBook)
https://doi.org/10.1007/978-3-662-59618-0

Die Deutsche Nationalbibliothek verzeichnet diese Publikation in der Deutschen Nationalbibliografie; detaillierte bibliografische Daten sind im Internet über http://dnb.d-nb.de abrufbar.

Fotonachweis Umschlag: © HERREPIXX/stock.adobe.com
Umschlaggestaltung: deblik Berlin

Springer ist ein Imprint der eingetragenen Gesellschaft Springer-Verlag GmbH, DE und ist ein Teil von Springer Nature.
Die Anschrift der Gesellschaft ist: Heidelberger Platz 3, 14197 Berlin, Germany

Vorwort

Als Gedächtnistrainerin hat man viel mit vor allem älteren Menschen und auch deren Angehörigen zu tun. Dabei fällt einem auf, wie sehr Alzheimer und andere Demenzarten noch immer als Schicksal, gegen das man nichts unternehmen kann, empfunden werden. Vergleicht man diese Schicksalsgläubigkeit mit den laufenden wissenschaftlichen Studien aus der Hirn-, Gedächtnis- und Demenzforschung, beschleicht einen eine gewisse Besorgnis – Besorgnis darüber, wie wenig bekannt in der breiten Öffentlichkeit die oftmals ermutigenden Erkenntnisse aus der Wissenschaft immer noch sind. Denn medizinisch klar erwiesen sind inzwischen bestimmte Risikofaktoren, die die Wahrscheinlichkeit einer Demenz im Alter erhöhen, und es sind Risikofaktoren, die wir im Lauf unseres Lebens anhäufen, nicht erst im betagten Alter selbst.

Allerdings gilt: Sobald ich ein Risiko kenne und verstehe, kann ich mich dagegen schützen. Heißt, der Risikofaktor lässt sich in einen Schutzfaktor verwandeln. Wir greifen hier zwei wesentliche Schutzfaktoren heraus, nämlich **ausreichend Bewegung und vielfältige Kontakte mit anderen Menschen.** Wir möchten zum einen bewusst machen, wie sehr Gesundheit und Fitness unserer Gehirne – oft direkt – abhängig sind von ausreichender Bewegung sowie dem regen Austausch mit Mitmenschen, und erklären, warum dem so ist. Zum anderen möchten wir der Frage nachgehen, welche Blockaden, Missverständnisse und Wissensmängel uns nach wie vor dazu verleiten, ausreichend Bewegung und vielfältige Sozialkontakte derart zu unterschätzen und zu vernachlässigen – in ihrer lebenslangen Rolle als Gesunderhalter unserer sogenannten kognitiven Fähigkeiten und Funktionen.

Zur Gliederung des Buchs:

Bevor wir uns in einer möglichst leicht verständlichen Sprache den großen Schwerpunkten *Bewegung* und *Sozialkontakte* widmen, halten wir eine kurze wissenschaftliche Einführung für unerlässlich. Zwei für das Verstehen von Demenz wesentliche Themen werden darin behandelt. Erstens: *Was genau ist – wissenschaftlich gesehen – Demenz, in welchen Ausprägungen kommt sie vor, wie steht es um die Risikofaktoren?* In einer zweiten Fragestellung geht es dann darum, *warum wir uns offenbar so schwer tun mit Vorbeugen und Prävention* – und diese Frage ist deshalb so wichtig, weil es bekanntlich keine medikamentöse Heilung für Demenzen gibt, wir uns also nur über den „Umweg" einer (am besten lebenslangen) Prävention dagegen schützen können.

In einem nächsten Kapitel liefern wir wichtige und – wie wir glauben – spannende Basics rund um das Thema Gehirn und Altern, so wie uns diese Fragen im Alltag begegnen.

Im nachfolgenden Hauptteil des Buchs haben wir in den beiden Schwerpunkten *„Schutz durch Bewegung"* sowie *„Schutz durch vielfältige Sozialkontakte"* neuestes Wissen zusammengetragen, und wir versuchen aus verschiedenen Blickwinkeln zu beleuchten, warum beide Bereiche derart essentiell sind, wenn wir unser Gehirn und Gedächtnis vor langfristigen Beeinträchtigungen bewahren wollen.

Tipps und Tricks dazu, wie wir diese Erkenntnisse am besten in unseren Alltag einbauen, runden die beiden Schwerpunkte *Bewegung* und *Sozialkontakte* ab.

Bleibt uns nur, Ihnen eine hoffentlich aufschlussreiche und kurzweilige Lektüre zu wünschen.

Ernestine Leutgeb
Helga Schloffer

Inhaltsverzeichnis

Teil I

Wissenschaftliche Einführung

1

Was ist Demenz?

Helga Schloffer

1.1 Das Demenzsyndrom

Gibt es einen Unterschied zwischen Alzheimer und Demenz, ist Demenz erblich und bin ich schon dement, weil ich in letzter Zeit so viel vergesse? – Viele Mythen über Demenzerkrankungen halten sich hartnäckig, die Angst, an einer Demenz zu leiden, ist groß, stellt sie doch unser unabhängiges Leben infrage.

Unter Demenz versteht man eine Reihe von Erkrankungen des Gehirns, die Alzheimer Demenz ist eine davon; sie ist in aller Munde, weil sie eben am häufigsten auftritt (60–80 %) und die Wahrscheinlichkeit, sie zu bekommen, mit dem Lebensalter steigt. So schätzt man, dass von den 65- bis 69-Jährigen bereits jeder Hundertste betroffen ist, von den 80- bis 84-Jährigen schon jeder Siebte und von den über 90-Jährigen leidet sogar jeder Dritte an Alzheimer (www.alzheimer.de). Neben der Alzheimer Erkrankung (Morbus Alzheimer) gibt es noch andere sog. neurogenerative Erkrankungen, die ebenfalls unsere kognitiven Fähigkeiten betreffen.

Definition

Neurodegenerativ bedeutet, dass Gehirnzellen zerstört werden, dass dieser Abbau nicht aufgehalten und nicht wieder rückgängig gemacht werden kann.

Unter **kognitiven Fähigkeiten** versteht man alles, was mit unseren Denkvorgängen zu tun hat und für uns im Alltag selbstverständlich funktioniert.

E. Leutgeb und H. Schloffer, *Mit Bewegung und Geselligkeit Demenz vorbeugen*,
https://doi.org/10.1007/978-3-662-59618-0_1

Stellen wir uns den (einfachen?) Ablauf vor, eine Mahlzeit zu planen und zu bereiten Wir lesen vielleicht ein Rezept, d. h. wir sollten nicht nur die Worte lesen, sondern es auch verstehen und überlegen, ob die Zutaten zu teuer sind, ob überhaupt im nächsten Geschäft verfügbar, ob wir alle Utensilien in unserer Küche haben usw. Das geht blitzschnell, wir brauchen uns gar nicht großartig zu konzentrieren, doch werden dabei schon Planen, Visualisieren (sich etwas vor dem geistigen Auge vorstellen), Sprachverständnis und eventuell Merkfähigkeit beansprucht. Jede Handlung im Alltag verlangt dem Gehirn einiges an Arbeit ab, wiederholt müssen wir uns mit mehreren Informationen auseinandersetzen und diese möglichst rasch verarbeiten, Neues einordnen, um z. B. im Verkehr, zeitgerecht zu reagieren. Wir sind in der Lage, uns eine Zeitlang auf ganz wenig Information zu konzentrieren und andere ankommende Reize zu unterdrücken, z. B. wenn wir einen Text korrigieren oder ein Musikstück üben.

Gespräche mit anderen verlangen einen raschen Wechsel von einer Person zur anderen, unterdessen sollten wir noch parat haben, was wir selbst einbringen wollten. – Nun werden Sie sagen, ist ja nichts Besonderes und vielleicht haben Sie Recht, aber das gilt eben nur für ein gesundes Gehirn.

Was aber passiert, wenn unser Gehirn die ankommenden Informationen aus der Umwelt nicht mehr verlässlich verarbeiten kann? *„Ich habe mich sozusagen selbst verloren,“* war die eigene Einschätzung der ersten dokumentierten Demenzpatientin Auguste Deter, die Dr. Alzheimer 1901 in seiner Nervenheilanstalt in Frankfurt betreute. „Als ratlos und zeitlich und örtlich desorientiert“ beschreibt er sie. Nach ihrem Tod konnte er das Gehirngewebe untersuchen und fand dort die Ursache der Veränderungen im Denken und Verhalten seiner Patientin:

Ablagerungen in Form von Eiweißmolekülen in und außerhalb der Gehirnzellen; die nicht mehr funktionstüchtigen Zellen werden ausgeschwemmt, sodass insgesamt das Gehirn schrumpft und so auch weniger wiegt.

Aufgrund der wenigen Demenzfälle zu dieser Zeit, wurde Alzheimers Erkenntnis von den meisten seiner Fachkollegen als unbedeutend eingestuft. Nicht unerwähnt bleiben darf, dass ungefähr zur gleichen Zeit andere Demenzformen „entdeckt“ wurden und so die Demenzforschung ihren Auftakt nahm.

Erst im letzten Viertel des vergangenen Jahrhunderts kamen nicht nur die ersten Medikamente auf den Markt, sondern man versuchte, sich in die Welt der Menschen mit Demenz hineinzuversetzen und eine Begegnung zu ermöglichen; der Anstieg der Lebenserwartung und die steigende Zahl an Menschen mit Demenz waren wohl die Ursache: 1976 wurde die Alzheimersche Erkrankung mit ca. 60 % als die häufigste identifiziert.

Nur in 5 % der Fälle tritt übrigens eine familiär gehäufte, vererbbare Form der Alzheimer Demenz auf, meist vor dem 65. Lebensjahr (Förstl 2011).

Die vielen Gesichter der Demenzen In der Diagnostik muss zunächst ein sogenanntes Demenzsyndrom festgestellt werden, dann wird die eventuell zugrundeliegende Erkrankung des Gehirns genauer untersucht. Die Diagnosekriterien für das Demenzsyndrom sind das Vorhandensein einer Gedächtnisstörung und anderer kognitiver Defizite, außerdem die Störung des Erlebens und Verhaltens und eine signifikante Beeinträchtigung in der Bewältigung des täglichen Lebens, Dauer mindestens 6 Monate. Die Ursachen unterscheiden sich in ihrem Verlauf und ihrem Symptomprofil. Es gibt auch teilweise behandelbare Formen, die sogenannten „Reversiblen Demenzen". Daher lohnt es sich, im Falle eines Verdachtes auf Demenz, zu wissen, um welche Form es sich handelt, also eine sog. „Differentialdiagnose" zu stellen.

1.2 Alzheimer Demenz

„Sich selbst verlieren" beschreibt die schleichende Entwicklung der AD sehr treffend, meist wird erst Hilfe und Diagnose gesucht, wenn die Veränderungen im alltäglichen Leben auffallen: *„Meine Mutter kaufte täglich ein, als lebten die drei Kinder noch zu Hause, aber dann vergammelten die Lebensmittel im Kühlschrank,"* so eine Tochter.

Rückblickend erzählen betroffene Angehörige, dass ihnen der Rückzug von früher geliebten Tätigkeiten, Reizbarkeit, Vergessen von Terminen und Unkonzentriertheit in Gesprächen schon länger aufgefallen wären; wer aber will diese Veränderungen einer Demenz zuschreiben, so eine Erkrankung in der eigenen Familie – das ist auch für die „Gesunden" bedrohlich. Die veränderte Merkfähigkeit, die Beeinträchtigung der Sprache und Stimmungsschwankungen machen den Angehörigen zu schaffen, der Mensch mit Demenz kämpft um seine Selbstbestimmtheit, die Umgebung will ihm nichts mehr zutrauen. Trotz der hohen Anforderungen bei der Betreuung von Menschen mit Demenz werden in ca. 80 % zu Hause betreut.

Vergesslichkeit erzeugt Angst, bedeutet die Kontrolle über die Zeit und seine Erlebnisse zu verlieren; wann aber ist Vergesslichkeit „krankhaft" und bedarf einer genaueren Abklärung?

Schauen Sie zurück auf die letzten sechs Monate: Konnte man einen langsamen Anstieg beim Vergessen von Terminen, beim Einhalten von Verabredungen beobachten? Lässt die Konzentration nach, vor allem in Gesprächen oder bei längeren Tätigkeiten? Ist Unlust zu bemerken, unter

Leute zu gehen oder an Veranstaltungen teilzunehmen? Treten Schwierigkeiten auf, mit Geld umzugehen? Macht es Mühe, Ordnung zu halten? Ringt der Betroffene nach Worten? Wird Hilfe und Unterstützung kategorisch abgelehnt? Erzählt jemand in einer Unterhaltung wiederholt dieselbe Geschichte? Leidet er/sie unter Stimmungsschwankungen? Wirkt der Betroffene in neuer Umgebung verloren und kann sich nicht orientieren?

Da tut genaue Aufklärung Not, ob diese Veränderungen die Entwicklung einer Alzheimer Demenz anzeigen oder ob es andere Ursachen gibt. Allzu schnell werden heutzutage hochbetagte Menschen, die vergesslich sind, mit dem Stempel „Alzheimer" versehen.

1.3 Es gibt nicht nur Morbus Alzheimer

Ähnliche Symptome wie die Alzheimer Demenz weist die sog. **Vaskuläre Demenz** auf; sie entsteht durch mangelnde Versorgung von Gehirnarealen aufgrund zerebrovaskulärer Erkrankungen (Störungen der Blutversorgung des Gehirns), früher salopp „Verkalkung" genannt. Diese Unterversorgung kann sehr abrupt erfolgen, z. B. durch einen Infarkt im Versorgungsgebiet großer Hirnarterien oder auch langsam, im Rahmen einer Mikroangiopathie (arteriosklerotische Veränderung der kleinen Blutgefäße). Verwirrtheit und klare Phasen können abwechseln, Sprachschwierigkeiten und Gangunsicherheit fallen auf. Die kognitiven Störungen treten im zeitlichen Zusammenhang mit der zerebrovaskulären Erkrankung auf. Behandelt werden vorrangig die Risikofaktoren für die Verkalkung der Gefäße: Blutzucker, Blutfette, Cholesterin, Blutdruck. Geschätzt 15–20 % der Demenzbetroffenen leiden an dieser Form.

Noch zu erwähnen ist, dass mit steigendem Alter die klassische Trennung der beiden Demenzformen nicht mehr zielführend ist; es treten eher Mischformen auf, denn gerade ältere und hochbetagte Menschen weisen meist auch vaskuläre Veränderungen auf.

Frontotemporale Demenzen

(auch Morbus Pick nach ihrem Entdecker) haben einen relativ frühen Erkrankungsbeginn gemeinsam (meist vor dem 65. Lebensjahr), Veränderungen der Persönlichkeit und der Sprachfähigkeit stehen im Vordergrund, das Kurzzeitgedächtnis ist zunächst nicht beeinträchtigt. Mit ca. 5 % aller Demenzfälle gehören sie zu den seltenen Formen.

Demenz mit Lewy-Körperchen
Diese Form der Demenz kann bei ca. 10 % aller Erkrankten diagnostiziert werden, sie ähnelt der Alzheimer Erkrankung und äußert sich nicht nur in Störungen der Denkfähigkeit, sondern vor allem am Beginn mit starken Schwankungen der Aufmerksamkeit und Halluzinationen, später können noch parkinsonartige Bewegungsbeeinträchtigungen dazu kommen. Schuld daran sind Ablagerungen (Lewy-Körperchen) in der Großhirnrinde und im Hirnstamm (https://www.deutsche-alzheimer.de/fileadmin/alz/pdf/factsheets/FactSheet14-2011_01.pdf). Zeigen sich die kognitiven Veränderungen schon Jahre vor der Bewegungsstörung, spricht man von Lewy Body Demenz, treten die Bewegungsbeeinträchtigungen zuerst auf, spricht man von

Parkinsondemenz Bei ca. 40 % aller Menschen, die an Parkinson erkrankt sind, kann es auch zu kognitiven Veränderungen kommen (Förstl 2011).

Es sind die Aufmerksamkeit, das Planen von Aufgaben und Lösen von Problemen sowie das räumliche Sehen, die am Beginn Probleme bereiten; auch das Erledigen von Alltagstätigkeiten funktioniert nicht mehr reibungslos; erst im späteren Verlauf der Erkrankung kommt es zu Gedächtnisstörungen.

Es wird allerdings diskutiert, dass Demenz mit Lewy-Körperchen und Morbus Parkinson mit Demenz zwei Formen derselben Erkrankung sind (https://www.msdmanuals.com/de/profi/neurologische-krankheiten/delir-und-demenz/demenz-mit-lewy-körperchen-und-demenz-bei-m-parkinson).

Alkoholdemenz Diese Form sei herausgestellt und kurz beschrieben, da gerade Alkoholkonsum eine gesellschaftlich gut akzeptierte Sucht ist, chronisches Trinken aber für das Gehirn fatale Folgen hat. An sich sterben bei jedem Rausch Gehirnzellen ab, doch kann das Gehirn den Verlust zunächst ausgleichen. Chronischer Missbrauch allerdings schädigt vor allem den Hippocampus, der beim Lernen eine maßgebliche Rolle spielt. Schlimmste Ausprägung der Gehirnschädigung ist das sogenannte Korsakow -Syndrom, das sich in Störungen der Merkfähigkeit mit gleichzeitigem Konfabulieren (Geschichten ersatzweise erfinden) äußert. Ursache ist ein jahrelanger Mangel an Vitamin B1 (http://alkoholismus-hilfe.de/-dort auch weitere Informationen). Man schätzt, dass ca. 1 % bis 3 % der Bevölkerung, also bis 2,5 Mio. in Deutschland Alkoholiker sind (http://www.liebenauer-gesundheits-info.de/uebersicht/pdf/Alkoholkrankheit.pdf), in Österreich ca. 5 % der Bevölkerung (Handbuch Alkohol-Österreich 2016).

Fazit

Demenz ist nicht gleich Demenz, nicht immer ist das Gedächtnis am Anfang verändert, und diese Tatsache sollte sehr wohl Einfluss auf die Kommunikation und das Angebot an unterstützenden Angeboten haben. Im höheren Lebensalter treten zudem gehäuft Mischformen auf, sodass eine Zuordnung zu einer bestimmten Demenz erschwert ist.

1.4 Welche Risikofaktoren kennt man?

Wie bei anderen altersbezogenen chronischen Erkrankungen ist auch die Entstehung einer Demenz ein multifaktorielles Geschehen aus Alter, genetischen Anlagen, Lebensstil und Umwelt (Han und Han 2014).

Vor allem für die Alzheimer-, Vaskuläre und Mischdemenz sind die Risiko- bzw. Schutzfaktoren schon länger Gegenstand von Untersuchungen.

Die gute Nachricht gleich zu Beginn: Die Wissenschaftler halten es für möglich, die Anzahl der Demenzerkrankungen zu senken! Man kann über die Zahl noch diskutieren, doch eine geschätzte Reduktion von ca. 9 Mio. Fällen weltweit, wenn es uns gelingt, die Risikofaktoren in Griff zu bekommen. Wir haben also eine Chance!

Folgende Faktoren konnten mit dem Auftreten einer Demenz im höheren Lebensalter in Verbindung gebracht werden

Diabetes Typ 2, erhöhter Blutdruck im mittleren Lebensalter, Bewegungsmangel, Depression, Rauchen und geringe Bildung (Norton et al. 2014).

Andere Autoren erwähnen noch **Übergewicht,** einen zu hohen **Cholesterinspiegel, Herzerkrankungen, Stress** (Han und Han 2014). Besonders die vaskulären Risikofaktoren sind also wichtiger Bestandteil der Vorbeugung, genau untersucht und mit einem veränderten Lebensstil gut beeinflussbar.

Was hat Zuckerkrank mit Demenz zu tun? Das Denkhochleistungsorgan Gehirn ist tatsächlich der Hauptverbraucher an Energie, ja es sorgt sogar dafür, zuerst seinen Bedarf zu decken, dann erst wird den übrigen Organen etwas zugeteilt. 2 % nur hat das Gehirn Anteil an der Körpermasse, dennoch benötigt es ungefähr die Hälfte der täglich mit der Nahrung aufgenommenen Kohlehydrate, zwei Drittel der Glukosemenge, die im Blut zur Verfügung steht; bei Stress kann diese Menge auf 90 % steigen. Kein Wunder also, dass eine Stoffwechselstörung wie der Diabetes diese Versorgung des Gehirns nicht mehr ausreichend gewährleisten kann.

Glukose (Dextrose, Glucose, Traubenzucker) ist der wichtigste Einfachzucker im Kohlenhydratstoffwechsel und von zentraler Bedeutung für den Energiehaushalt des Körpers. Glukose ist die Hauptenergiequelle für das Gehirn und die Muskeln. Der Glukosespiegel im Blut wird vor allem durch die Hormone Insulin, Adrenalin und Glukagon reguliert (https://www.gesundheit.gv.at/lexikon/t/glukose-hk).

Das häufige Auftreten von sog. Hypoglykämien (Unterzuckerung), meist durch eine unzureichende Blutzuckereinstellung verursacht, steigert das Risiko für eine Demenz im Alter. Betroffen davon ist der Diabetes Typ 2, bei dem der Körper Kohlenhydrate nicht mehr richtig verwerten kann, es kommt zu einer Insulinresistenz. Diese Form der Zuckerkrankheit beginnt schleichend, ohne nennenswerte Beschwerden, meist in Begleitung anderer Wohlstandserkrankungen, wie hohem Blutdruck, Adipositas, hohen Blutfettwerten und erhöhten Harnsäurewerten. Dieses ungesunde Quartett gilt als entscheidendes Risiko für Gefäßverkalkung! – Wir kennen es schon als Risikofaktor für eine Altersdemenz, doch wird mit Vorbeugung nicht nur einer chronischen Erkrankung, sondern einer ganzen Liste der Kampf angesagt (weitere Infos: www.diabetesportal.at).

Generell gilt: Eine gute Diabetes-Therapie ist immer auch eine wichtige Demenz-Vorbeugung (https://www.alzheimer-forschung.de/alzheimer-krankheit/risikofaktoren.htm#Diabetes mellitus Typ 2).

1.5 Demenzprävention ist also immer eine Allgemeinprävention?

Beobachtungsstudien stellen einen Zusammenhang von Demenz mit allen Risikofaktoren, die das Schlaganfallrisiko erhöhen, fest (Kloppenborg et al. 2008). Eine künftige Demenz kann meist sehr gut über vaskuläre Risikofaktoren vorhergesagt werden (Reitz et al. 2010).

Angeführt wird die traurige Liste der Risikofaktoren von Bluthochdruck (erhöht das Risiko eines Schlaganfalls um 34 %), gefolgt von Bewegungsmangel, Übergewicht, Rauchen, ungesunder Ernährung; dahinter reihen sich Herzerkrankungen, Depressionen, Stress, Diabetes und Alkohol (Scherpinski et al. 2002).

„Sitzen ist das neue Rauchen" so interpretiert der Neurologe Eric Scherder (2016) den um sich greifenden **Mangel an Bewegung;** 31 % der Weltbevölkerung erfüllen dabei nicht mehr das Mindestmaß an körperlicher Aktivität – mit fatalen Folgen, wie Adipositas, Herz-Kreislauferkrankungen etc.; zum Faktor Bewegung mehr im entsprechenden Kapitel „Schutz durch Bewegung."

Übergewicht und Fettleibigkeit sind längst zur Volkskrankheit geworden. In Österreich gelten laut OECD-Daten 57 % der Männer und 43 % der Frauen als übergewichtig, zwölf bis 13 % leiden unter Fettsucht (Adipositas). Österreich liegt damit allerdings noch unter dem Durchschnitt der 33 Staaten. In Deutschland bringen 60 % aller Männer und 45 % der Frauen zu viele Kilos auf die Waage, jeder sechste Deutsche leidet an Fettsucht. Ursache dafür seien falsche Ernährungsgewohnheiten, zu wenig Bewegung, aber auch Stress (OECD-Bericht, 201 http://orf.at/stories/2016161/2016156/0-).

Interessant dabei – erhöhter Blutdruck, Übergewicht, erhöhter Cholesterinspiegel, als auch Diabetes beeinflussen vor allem dann das Risiko einer Altersdemenz, wenn sie in mittleren Lebensjahren, also unter 65 auftreten und unbehandelt bleiben.

Wie schon erwähnt worden ist, bleibt ein Gehirn, das gut durchblutet und daher mit Sauerstoff und Nährstoffen gut versorgt ist, am ehesten leistungsfähig, das zeigt auch der Großteil der Risikofaktoren, die gesamt an der Schädigung der Blutgefäße beteiligt sind.

Rauchen wird dabei von einigen Forschern sogar als wichtigster Risikofaktor angesehen, bereits nach vier Jahren Rauchkonsum konnte eine Beeinträchtigung der Denkleistung festgestellt werden.

Warum schädigt aber Rauchen unsere Blutgefäße? – Neben anderen giftigen Bestandteilen des Tabakrauchs, wie z. B. Teerverbindungen, soll vor allem das Kohlenmonoxyd (CO) erwähnt werden, ein typischer Rauchgasbestandteil, der bei einer unvollständigen Verbrennung („Glimmstängel") entsteht. Es wird beim Rauchen aufgenommen und heftet sich an das Hämoglobin (roter Blutfarbstoff) der roten Blutkörperchen. Normalerweise sitzen aber dort Sauerstoffmoleküle, die dann durch die erwähnten CO-Moleküle ersetzt werden. Um den Sauerstoffmangel auszugleichen, schlägt das Herz schneller und ist stark belastet, die Folgen sind absehbar.

Allerdings lohnt sich auch der Rauchstopp im höheren Lebensalter:

Der Aussage „Es bringt nichts mehr aufzuhören," kann entgegengehalten werden, dass der Verzicht auf die Zigarette auch noch nach dem 60. Lebensjahr deutlich das Risiko für Herzinfarkt und Schlaganfall senkt – wenn das kein Grund ist!

Ebenso bedeuten **Depressionen** für das Gehirn eine große Belastung: Es kommt zu Entzündungsprozessen des Gehirngewebes, meist verändern sich Lebensgewohnheiten der betroffenen Menschen, die Kraft für ausreichend Bewegung, soziale Kontakte und ausgewogene Ernährung fehlt. Die Studien zum Thema werden noch fortgesetzt, doch zeigten in einer Untersuchung über einen Zeitraum von 17 Jahren, dass Menschen mit einer diagnostizierten Depression ein über 50 %iges Risiko haben, an Demenz zu erkranken (Saczynski et al. 2010).

Stressereignisse, wie etwa Todesfälle, Arbeitsprobleme, schwere Erkrankungen eines nahen Angehörigen, wirken noch Jahrzehnte nach und erhöhen das Risiko für eine Demenz, so eine schwedische Studie aus dem Jahre 2013. Dass traumatische Geschehnisse, wie Krieg, Naturkatastrophen etc. längerfristig die geistige Gesundheit beeinträchtigen, weiß man schon, in der Untersuchung der Uni Göteborg ging es aber um Stress im „normalen" Leben (Johansson et al. 2013).

Eine besondere Herausforderung bedeutet die Pflege eines nahen Angehörigen; verändertes Verhalten, wie Ablehnung, Wandertrieb oder Schreien, dazu die ständige Anwesenheit und Betreuung bedeuten psychische und physische Belastungen.

Zu den alltäglichen Stressfaktoren zählt auch Leistungsdruck, vor allem, wenn man das Gefühl hat, seinem hohen Arbeitspensum hilflos ausgeliefert zu sein. Die Zusammenhänge zwischen chronischem Stress im mittleren Lebensalter und einer Altersdemenz bedürfen allerdings noch der genaueren Erforschung, erwiesen ist aber, dass ein chronisch erhöhter Spiegel an Stresshormonen negative Effekte im Gehirn zur Folge hat (www.gesundheit.gv.at).

1.6 Was weiß man noch?

Als zusätzlicher Risikofaktor wurde **„Einsamkeit"** identifiziert, also ein Mangel an sozialen Kontakten, besonders mit steigendem Lebensalter ein häufiges Problem: Langjährige Freunde sind nicht mehr mobil oder verstorben, für das Knüpfen neuer Kontakte mangelt es oft an Gelegenheit. Die Möglichkeit, anderen von seinen Sorgen zu erzählen, fehlt, ebenso die intellektuelle und emotionale Anregung.

Apropos Denken, noch einige Bemerkungen zum Faktor **„Bildung“:**

Nicht nur lebenslange geistige Aktivität, sondern auch das Wissen über einen gesunden Lebensstil bzw. dessen Umsetzung im Alltag, vermuten die Forscher als Erklärung für den Zusammenhang Bildung-Demenz; Menschen mit höherem Bildungsniveau haben deshalb (statistisch gesehen) eine höhere Lebenserwartung.

Anspruchsvolle Tätigkeiten im Beruf halten ebenso geistig fit, z. B. die Planung und Organisation von Arbeitsaufgaben, Ziele definieren, Strategien entwickeln und Prozessabläufe organisieren. Wer also in seinem Berufsleben vieles selbstständig koordinieren musste, senkt nach Ergebnissen einer Langzeitstudie der Uni Leipzig ebenso sein Risiko an einer Demenz zu erkranken (Then et al. 2013).

Unser Denkorgan braucht regelmäßig neue Anforderungen, das können auch abwechslungsreiche Alltagstätigkeiten, Aufgaben im Familienkreis bzw. in Vereinen oder ein anspruchsvolles Hobby erfüllen.

Diese Ergebnisse lassen aufhorchen, vermitteln sie uns doch, dass wir den Altersdemenzen keinesfalls ausgeliefert sind, sondern die Wahrscheinlichkeit des Auftretens beeinflussen können. Wie bei jeder anderen vorbeugenden Maßnahmen gibt es natürlich keine Garantie für lebenslange Gesundheit, dabei werden dann von den Uneinsichtigen meist persönliche Begegnungen mit Menschen geschildert, die trotz Tabak-, Alkoholkonsum etc. sehr alt und gesund sind; hier darf nun die Wissenschaft der Statistik zu Rate gezogen werden, die bei genauer Prüfung der Studien und wissenschaftlicher Auslegung der Daten zu verlässlichen Aussagen kommt, die allerdings immer den „Durchschnitt“ von möglichst vielen untersuchten Menschen beleuchten und oft auf den Einzelfall nicht umzulegen sind.

Doch – alle Faktoren, die unsere geistige Gesundheit erhalten, sind auch für andere Erkrankungen, wie Herz-Kreislauf- und Krebs- und Stoffwechselerkrankungen von großer Bedeutung. Indirekt wird also bei der Vermeidung von Grunderkrankungen, wie Diabetes bzw. Bluthochdruck in weiterer Folge nicht nur das Risiko einer altersassoziierten Demenz reduziert.

Übersicht

Noch ein Ergebnis gibt zu denken: Schon wie wir im mittleren Lebensalter mit unserem Körper (und Geist) umgehen, hat später Auswirkungen auf die Entwicklung einer Demenz (oder anderer chronischen Krankheiten), das gilt vor allem für die vaskulären Risikofaktoren.

Trotzdem gilt die Devise: Es ist nie zu spät, um auf sich zu schauen.

Schließlich konnten sogar Menschen mit einem genetischen Demenzrisiko, durch hohe körperliche Aktivität dieses Risiko wettmachen, das wurde in einer deutschen Studie mit 3000 Senioren festgestellt, „es zählt also jeder Schritt!“ (Luck et al. 2014).

Es hängt alles zusammen: Wissen um gesundes Leben lässt uns auf Ernährung und regelmäßige geistige und körperliche Bewegung achten, genügend Auszeiten einzuplanen und bei etwaigen Erkrankungen eher den Arzt aufzusuchen.

Damit verschwindet die Hoffnung, es gäbe **einen** Tee, **eine** Form von Bewegung, stundenlanges Sudoku u. ä. um einer Demenz vorzubeugen bzw. bei Diagnose den Verlauf positiv zu beeinflussen.

In der Werbung für Gesundheitsprodukte und Wundermittel wird die Angst vor einer Erkrankung oft schamlos ausgenutzt, aber Vorbeugen ist eher mit Wissen, Einsicht in die Zusammenhänge zwischen Lebensstil und Gesundheit und individueller Motivation verbunden.

Literatur

Förstl H (2011) Demenzen in Theorie und Praxis. Springer, Berlin

Han JY, Han SH (2014) Primary prevention of Alzherimer's disease. J Korean Med Sci 29(7):886–892

Johansson L et al (2013) Common psychosocial stressors in middle-aged women related to longstanding distress and increased risk of Alzheimer's disease: a 38-year longitudinal population study. BMJ Open 3(9):e003142

Kloppenborg RP, van den Berg E, Kappelle LJ, Biessels GJ (2008) Diabetes and other vascular risk factors for dementia: which factor matters most? A systematic review. Eur J Pharmacol 585(1):97–108. https://doi.org/10.1016/j.ejphar.2008.02.049 (Epub 2008 M0030123ar 4)

Luck T, Riedel-Heller SG, Luppa M, Wiese B, Köhler M, Jessen F, Bickel H, Weyerer S, Pentzek M, König HH, Prokein J, Ernst A, Wagner M, Mösch E, Werle J, Fuchs A, Brettschneider C, Scherer M, Maier W (2014) Apolipoprotein E epsilon 4 genotype and a physically active lifestyle in late life: analysis of gene-environment interaction for the risk of dementia and Alzheimer's disease dementia. Psychol Med 44(6):1319–1329

Norton S et al (2014) Potential für primary prevention of Alzheimer's disease: an analysis of population based data. Lancet Neurol 13(8):788–794

Reitz C, Tang MX, Schupf N et al (2010) A summary risk score for the prediction of Alzheimer disease in elderly persons. Arch Neurol 67:835–841

Saczynski JS, Beiser A, Seshadri S, Auerbach S, Wolf PA, Au R (2010) Depressive symptoms as risk of dementia: the Framingham-Heart-Study. Neurology 75(1):35–41

Scherder E (2016) Lass dein Hirn nicht sitzen. Beck, München

Scherpinski U et al (2002) Interventionsprojekt zu zerebrovaskulären Erkrankungen und Demenz im Landkreis Ebersberg (INVADE). Der Nervenarzt 73(12):1199–1204

Then F et al (2013) LEILA 75+ enriched environment at work and the incidence of Dementia: results of the Leipzig longitudinal study **of the Aged (LEILA 75+).** https://doi.org/10.1371/journal.pone.0070906

2

Warum Vorbeugen so schwierig ist!

Helga Schloffer

„Vorbeugen ist besser als Heilen!" – Dieser Satz von Hippokrates stammt zwar schon aus dem 4. Jahrhundert v. Chr., ist aber in der modernen Gesundheitsvorsorge aktueller denn je, denn „wer einer Krankheit vorbeugt, muss sich keine Gedanken um die Heilung machen," (diese ist zudem meist teurer und komplizierter).

Erst im 19. Jahrhundert fand der Gedanke, Risikofaktoren und damit die Entstehung von Krankheiten zu vermeiden, Beachtung in Fachkreisen. Der sogenannte „Lebensstil" gewann an Bedeutung für die Prävention von Erkrankungen. Doch Prävention ist nicht gleichzusetzen mit Gesundheitsförderung, die Schutzfaktoren zum Erhalt der Gesundheit thematisiert oder anders definiert Strategien vermitteln soll zur Eliminierung bzw. Verringerung des Risikos zu erkranken (Gerrig und Zimbardo 2008). Gesundheit ist also mehr als die Abwesenheit von Krankheit! (Kaluza 2011). Aus der Identifikation der Risikofaktoren – was macht uns krank – können allerdings die Schutzfaktoren abgeleitet werden.

Gesundheit als Zustand vollständigen körperlichen, geistigen und sozialen Wohlbefindens und nicht nur als Freisein von Krankheit und Gebrechen, definiert sich über das subjektive Befinden des Einzelnen; dieser wird dadurch selbst zum Experten für seine Gesundheit, dessen Selbstverantwortung und Selbstbestimmung in Sachen Gesundheit gestärkt werden soll. Gesundheit kann so als Prozess gesehen werden, ein wiederholt herzustellendes Gleichgewicht innerhalb des Menschen, als auch zwischen Menschen und Umwelt.

E. Leutgeb und H. Schloffer, *Mit Bewegung und Geselligkeit Demenz vorbeugen*,
https://doi.org/10.1007/978-3-662-59618-0_2

„Was erhält uns gesund“ und wie können diese Schutzfaktoren gelebt werden; Genuss, positive Emotionen, Freude am Tun sind hier grundlegend.

Kaluza (2011) weist auch auf die Gefahren und Irrwege der Gesundheitsförderung hin, die einen wachsenden Markt an sinnvollen, Methoden hervorbringt, allerdings auch solchen, die keinesfalls in ihrer Wirkung bestätigt sind. Von machbarer Gesundheit ist die Rede, bei der der gesunde Mensch als erfolgreich definiert wird und Krankheit und Beeinträchtigungen ausgrenzt. Der Betroffene als jemand, der zu wenig Disziplin und Willen aufgebracht hat, sich seiner Gesundheit zu widmen.

Der Gesundheitsgedanke soll also nicht zur Dehumanisierung von Leiden und zur moralischen Ächtung von Erkrankten führen, gerade die Demenzerkrankung ist hier noch mit starken Tabus belegt. Vielmehr wollen wir durch Wissensvermittlung und Diskussion bisheriger Studien die selbstbestimmte, lustvolle Beschäftigung mit der eigenen Gesundheit anfachen und zur kritischen Betrachtung von „Allheilmitteln“ einladen.

Prävention und Gesundheitsförderung sind gerade im Falle der altersassoziierten Demenzen, wie der Alzheimer, der vaskulären und der Mischdemenz nach dem Stande der Forschung, die einzige Möglichkeit, die prognostizierte Zahl der Menschen mit Demenz zu verringern (Han und Han 2014). An einer Heilung bzw. am Aufhalten der dieser Demenzformen wird zwar massiv gearbeitet, doch lässt der Erfolg auf sich warten. Geschätzt wird, dass ca. die Hälfte der Alzheimer Erkrankungen weltweit diesen Risikofaktoren zugeschrieben werden kann, sodass präventive Maßnahmen den erwarteten Anstieg bis 2050 durchaus beeinflussen könnten.

Unterschieden wird zwischen primärer, sekundärer und tertiärer Prävention: Primärprävention zielt auf die Vermeidung der bekannten Risikofaktoren, um das Auftreten der Erkrankung zu verhindern; Sekundärprävention will die Krankheit im frühen Stadium diagnostizieren, um den Verlauf möglichst positiv zu beeinflussen bzw. zu verzögern; Tertiärprävention beschäftigt sich mit den zu erwartenden Komplikationen der Erkrankung.

Wie bei anderen altersbezogenen chronischen Erkrankungen ist auch die Entstehung einer Demenz ein multifaktorielles Geschehen aus Alter, genetischen Anlagen, Lebensstil und Umwelt (Han und Han 2014).

Auf Basis weltweiter Gesundheitsdaten aus den USA, England und Europa konnten sieben Risikofaktoren für die Alzheimer Demenz dargestellt werden (Norton et al. 2014):

Diabetes, erhöhter Blutdruck im mittleren Lebensalter, Bewegungsmangel, Depression, Rauchen, geringe Bildung und Übergewicht vor allem im mittleren Lebensalter. (Näheres dazu in Kapitel „Was ist Demenz?“).

Die Forscher schätzen, dass bei Reduktion jeder dieser Faktoren um 10 % (gerechnet auf ein Jahrzehnt), es möglich wäre, die Prävalenz (das Auftreten) der Alzheimer-Fälle um 8,5 % zu senken, das sind ca. 9 Mio. Fälle weltweit.

Diese Aussage lässt aufhorchen, vermittelt sie uns doch, dass wir den Altersdemenzen keinesfalls ausgeliefert sind, sondern die Wahrscheinlichkeit des Auftretens beeinflussen können. Wie bei jeder anderen präventiven Maßnahmen gibt es natürlich keine Garantie für lebenslange Gesundheit, dabei werden dann von den Uneinsichtigen meist persönliche Begegnungen mit Menschen geschildert, die trotz Tabak-, Alkoholkonsum etc. sehr alt geworden sind; hier darf nun die Wissenschaft der Statistik zu Rate gezogen werden, die bei genauer Prüfung der Studien und wissenschaftlicher Auslegung der Daten zu verlässlichen Aussagen kommt, die allerdings immer den „Durchschnitt“ von möglichst vielen untersuchten Menschen beleuchten und oft auf den Einzelfall nicht umzulegen sind.

Die gute Nachricht in Bezug auf Demenz – alle Faktoren, die unsere geistige Gesundheit erhalten, sind auch für andere Erkrankungen, wie Herz-Kreislauf- und Krebs- und Stoffwechselerkrankungen von großer Bedeutung. Indirekt wird also bei der Vermeidung von Grunderkrankungen, wie Diabetes bzw. Bluthochdruck in weiterer Folge das Risiko einer altersassoziierten Demenz reduziert.

Leicht abzuleiten sind da die Schutzfaktoren, die nicht nur die Wahrscheinlichkeit senken, an einer Demenz zu erkranken oder den Ausbruch zu verzögern und so die Dauer der Beeinträchtigung zu verringern:

„Körperlich aktiv sein, geistig am Ball bleiben, möglichst befriedigende soziale Beziehungen zu pflegen, Erholungsphasen einbauen und eine ausgewogene Ernährung,“ das klingt banal und leicht durchführbar und ist vielleicht neu auf Demenz bezogen.

Warum aber ist es manchmal so schwer, sich auf einen gesundheitsförderlichen Lebensstil umzustellen und alte Gewohnheiten hinter sich zu lassen, zu einem Zeitpunkt, an dem wir gesund sind und uns wohl fühlen?

Ist es der Glaube an die persönliche Immunität (es trifft nur die anderen)? Bedeutet die Beschäftigung mit meiner Gesundheit nicht auch die Thematisierung möglicher Erkrankungen?

Wird Prävention gleichgesetzt mit asketischem Verzicht auf jeden Genuss?

Orientieren wir uns an persönlichen Erfahrungen in der Familie, mit Freunden und deren Krankheiten als Folge eines gesundheitsschädlichen Lebensstils?

Folgen wir blind irgendwelchen Ratschlägen, die für uns individuell nicht stimmig sind? – Ist unsere eigene Motivation nicht ausreichend?

Reicht das Wissen über Prävention aus oder braucht es mehr, um langjährige Routine zu verändern? Wichtig sind die feste Absicht, etwas für sich tun zu wollen, eine geeignete Handlungsplanung, aber auch die Sicherheit, über geeignete Verhaltensstrategien jetzt und in Zukunft zu verfügen, um das gesundheitsförderliche Verhalten umzusetzen (Jerusalem 2009). Dabei wollen wir den geneigten Leser, die geneigte Leserin ebenfalls begleiten, das bedeutet Wissen alltagstauglich zu machen.

Jahrelange Gewohnheiten und Lebensrhythmen können nur nach und nach, in kleinen Schritten verändert werden. Setzt man sich kleine, aber erreichbare Ziele, so erlebt man Erfolg und ist motiviert, sich das nächste Ziel vorzunehmen. Großartige „Silvestervorsätze", nach denen sich alles von einem auf den anderen Tag ändern soll, sind meist nicht von Erfolg gekrönt.

Erst wenn eine „kleine neue Gewohnheit" in den Alltag gut integriert ist, sozusagen automatischer Bestandteil geworden ist, kann die nächste Veränderung angestrebt werden. Oft schlägt man mehrere „Fliegen mit einer Klappe": Wenn ich mir etwa vornehme, mich mehr zu bewegen, z. B. zweimal in der Woche eine Stunde zu walken, dann gelingt das besser mit anderen motivierten Menschen zusammen. Auf diesem Wege knüpfe ich auch neue soziale Kontakte, gegenseitige Unterstützung und Anregung folgen.

Nicht außer Acht lassen darf man den „Spaßfaktor", Freude an den neuen Tätigkeiten und den Genuss.

Sebastian Kneipp, ebenfalls ein Pionier der Gesundheitsförderung, meint dazu: „Wer nicht jeden Tag etwas für seine Gesundheit aufbringt, muss eines Tages sehr viel Zeit für die Krankheit opfern."

Literatur

Han JY, Han SH (2014) Primary prevention of Alzheimer's disease. J Korean Med Sci 29(7):886–892

Jerusalem M (2009) Gesundheitsförderung und Prävention. In: Bengel J, Jerusalem M (Hrsg) Handbuch der Gesundheitspsychologie und Medizinischen Psychologie. Hogrefe, Göttingen

Kaluza G (2011) Stressbewältigung. Springer, Berlin

Norton S et al (2014) Potential for primary prevention of Alzheimer's disease: an analysis of population based data. The Lancet Neurology 13(8):788–794

Gerrig RG, Zimbardo PG (2008) Psychologie. Pearson, München

Teil II

Spannende Basics Rund um Das Thema Gehirn und Altern

Ohne Demenzangst ein hohes Alter erreichen, das wünschen wir uns alle. Wer davon ausgeht, Demenz, insbesondere Alzheimer, wäre nichts als Schicksal, tut sich nichts Gutes. Und er irrt. Das beweist die in den letzten Jahrzehnten intensiv betriebene Hirn- und Demenzforschung. Denn diese liefert uns heute höchst wertvolle und spannende Erkenntnisse über die Mechanismen und Wechselwirkungen zwischen Gehirn, Gedächtnis, Alterungsprozess und Demenz. Dieses Wissen sollte nicht der Fachwelt vorbehalten bleiben, ganz im Gegenteil: Gerade für uns Laien sind diese Erkenntnisse eine wertvolle Stütze und Lebensanleitung. Denn sie geben auf bisher Rätselhaftes handfeste Antworten, erklären uns Zusammenhänge zwischen Lebensgewohnheiten und Demenz-Risikofaktoren, helfen uns, schädliche Lebensweisen zu verändern. Sie geben uns, kurzum, die einmalige Chance, unseren Alterungsprozess langfristig selbstverantwortlich und aktiv so gestalten, dass unser betagtes Alter tatsächlich zu einem selbstbestimmten Abschnitt in voller geistiger Frische werden kann.

3

Die letzte Etappe unserer Lebensreise

Ernestine Leutgeb

Unser Gehirn denkt am liebsten in Bildern. Deshalb stellen wir uns unser Leben gern als eine Reise vor. Diese beginnt mit der Geburt (Bild der Wiege) und endet mit dem Tod (Bild der Bahre), wobei wir uns natürlich wünschen, dass diese Reise aufregend und abwechslungsreich wird, möglichst lange währt und uns gegen ihr Ende hin nicht allzu viel Leid und Krankheit beschert.

Bis vor Kurzem sah es mit dieser Reise noch recht vielversprechend aus. Denn sie hatte in den letzten Jahrzehnten, dank verbesserter Lebensbedingungen und dank unserer hochentwickelten Medizin, eine ganze weitere Etappe hinzugewonnen – die des *hoch*betagten Alters. Immer mehr Menschen werden immer älter, das war *die* Frohbotschaft und ist es wohl noch immer.

Allerdings hat diese Frohbotschaft inzwischen einen Haken. In die Freude über diesen deutlichen Lebenszugewinn hat sich ein dicker Wermutstropfen gemischt – seit wie ein Schreckgespenst am Horizont unseres betagten Alters eine heimtückische „Erkrankung" aufgetaucht ist: Demenz, speziell ihre häufigste Variante, Morbus Alzheimer. Mit ihnen wächst selbst bei den jüngeren Generationen die Sorge, wie unser Leben in jenem letzten Reiseabschnitt einmal aussehen wird. Denn was haben wir von Quantität, vom bloßen Zuwachs an Lebensjahren, wenn dann die Lebensqualität so ganz und gar nicht mehr stimmt? Noch dazu, wo wir inzwischen wissen, dass vor allem die Alzheimer-Demenz keine „Erkrankung" im eigentlichen Sinn ist, sondern buchstäblich der Untergang unseres Gehirns, indem Gehirnnervenzellen (Neuronen) zuerst schleichend und dann immer schneller und massenhafter zugrunde gehen.

E. Leutgeb und H. Schloffer, *Mit Bewegung und Geselligkeit Demenz vorbeugen*,
https://doi.org/10.1007/978-3-662-59618-0_3

Nun: Je ferner ein Horizont, umso schwieriger natürlich, ihn klar ins Auge zu fassen. Heißt, je jünger ich bin, umso weniger kümmert es mich, was einmal in meinem fernen, hochbetagten Alter sein wird. Andererseits sind Alzheimer und andere Demenzformen längst in der Mitte unserer Gesellschaft angekommen. Sie sind, so gesehen, keine vereinzelten, vage an irgendeinem Horizont wandelnden Erscheinungen mehr, sondern alltägliche Realität. Und nicht nur als „unbeteiligte" Staatsbürger gehen sie uns etwas an (etwa wegen explodierender Pflegekosten), sondern deshalb: Immer mehr Menschen sind im eigenen privaten Umkreis und damit direkt davon betroffen – als mitfühlende und buchstäblich mit*leidende* Angehörige und Freunde von demenzkranken bzw. demenzgefährdeten Personen. Mag also sein, dass mich mein eigenes fernes Alter nichtkümmert, aber sehr wohl kümmert mich das Schicksal meiner betagten Angehörigen!

Denn beide – Demenzerkrankung und Demenzgefährdung – haben nicht zu unterschätzende psychische Auswirkungen auf das engere Umfeld des Betroffenen: Im ersten Fall ist es die Belastung, die durch die Anforderungen der oft rund um die Uhr nötigen Pflege entsteht. Im zweiten Fall ist es diese Sorge: Man beginnt die alternde Person mit Argusaugen zu beobachten und fragt sich misstrauisch, ob bestimmte Verhaltensweisen nun schon Demenzsymptome sind oder nicht. Diese Sorge führt wiederum zu der Frage, ob man nicht doch etwas unternehmen könne, um einen Ausbruch der ‚Krankheit' zu stoppen oder wenigstens hinauszuschieben. Nur: Man ist als Angehörige(r) oft selbst zu schlecht informiert. Und dann geht es ja auch noch darum, den Menschen, den man in Gefahr sieht, zu motivieren (etwa zu mehr Bewegung und zu mehr zwischenmenschlichen Kontakten)!

Es ist dieses Problem der Motivation, das diesem Buch ein besonderes Anliegen ist. Denn Appelle gibt es inzwischen zuhauf, nur zeigt sich, Appelle allein reichen offenbar nicht. Die gehen oft genug zum einen Ohr hinein und zum anderen wieder hinaus, selbst wenn es die Hausärztin ist, die einem mehr Bewegung und ein regeres Sozialleben ans Herz legt. Das Gehirn des Menschen scheint nun einmal so beschaffen zu sein, dass es nicht nur *aufgefordert* werden will, sondern es möchte *verstehen.* Es verlangt nach den Hintergründen, den Zusammenhängen, dem Warum. Und je mehr (äußere) *Einsicht* in dieses Warum es gewinnt, je plausibler eine Sache wird, umso leichter festigt sich dann auch die – wichtige – innere Einsicht. Solche äußeren Einsichten stehen heute dank Hirnforschung und verwandter Disziplinen zur Verfügung – und es sind Einsichten im wahrsten Sinn des Wortes, weil man heute, wie wir wissen, etwa dank „Hirnscanner" tatsächlich *hineinblicken* kann ins lebende Gehirn.

Erst wenn also die *innere* Einsicht (Ja, das ist gut für mich, ja, das hilft mir, ja, das schützt mich!) gut genug gefestigt ist, ist die Voraussetzung geschaffen, dass man tatsächlich aktiv wird! Und dieses Aktiv-Werden sollte im wortwörtlichen, im motorischen Sinn verstanden werden. Als Gegenteil zum passiven Über-Sich-Ergehen-Lassen. Ob körperliche Bewegung oder Sozialkontakte: Schluss damit, dass da etwas daherkommt, was einen zu einem Sich-Bewegen zwingt. Schluss mit dem Warten, dass da etwas passiert! Dass jemand bei einem vorbeischaut (und einen dort *abholt,* wo man gerade sitzt), sondern selber raus aus den Pantoffeln und rein in die Straßen-, Sport- und Wanderschuhe, aufbrechen dorthin, wo Kontakt und Begegnung möglich sind! Türe zu also, aber von außen und nicht von innen (Schlüssel nicht vergessen). Denn selbst wenn man meint, alles schon erlebt zu haben, spricht daraus nur die Macht der Gewohnheit und Routine, vermischt womöglich mit einem Schuss Resignation. Das Gehirn, das sich an seine Evolution erinnert, ist da ganz anderer Meinung: Die Welt, und sei es nur die nähere Umgebung, ist allemal eine Entdeckungsreise wert!

Von allen Seiten werden wir heute mit dem Begriff **„geistige Aktivierung"** bestürmt. Dabei sehen wir den Begriff meist viel zu eng und stürzen uns etwa auf das Erlernen einer Fremdsprache oder anderes, was unser Gedächtnis (isoliert) trainiert. Wir vergessen dabei auf das symphonische Ganze! Dazu gehört vieles – wie etwa das Koordinieren von Bewegung, die Orientierung im Raum, das Lesen der Mimik eines Mitmenschen. Geistige Aktivierung bedeutet also viel, viel mehr!

„Mit isolierten Hirn-Jogging-Übungen konzentrieren Sie sich nur auf einen winzigen Teil Ihrer geistigen Kompetenzen. Doch Intelligenz und Kreativität erwachsen gerade aus dem Zusammenspiel vieler Fähigkeiten". (Beck 2014).

Literatur

Beck H (2014) Hirnrissig. Carl, München, S 125

4

Unser Hirn-Reiseproviant

Ernestine Leutgeb

Wir haben den Zwiespalt bereits angesprochen: Zum einen kümmert uns das Thema Demenz in der eigenen, womöglich noch recht fernen Hochbetagtheit kaum. Diese ist oft selbst für 70-Jährige noch zu weit weg, und dem berühmten *geistigen Abbau* werden wir eben dann entgegensteuern, wenn er seine ersten Schatten auf uns wirft.

Zum anderen appellieren Forscher und Mediziner, dass uns das Thema Demenz sehr wohl bereits relativ früh im Leben aufhorchen lassen sollte. Allerdings verstehen wir nicht recht, warum. Oder halten derartige Appelle für denn doch überzogen – so *geistig gefordert,* wie wir uns erleben. Denn immerhin erhalten wir in den jüngeren und mittleren Lebensjahren meist ohnehin reichlich geistige Nahrung – fast im Überfluss zuweilen. Schule, eventuell Studium, Berufsausbildung, weiterführende Kurse, Seminare, (arbeits-)lebenslanges Lernen. Es erschreckt uns eher, dass wir, blicken wir in späteren Jahren auf all das Gelernte zurück, so vieles wieder vergessen haben. Was allerdings für den Hirnforscher kein Wunder ist. Es handelt sich nämlich bei dem Gelernten meist um sogenanntes *semantisches* Wissen, das im Gegensatz zu dem, was in unserem *episodischen Gedächtnis* abgespeichert wird, relativ vergänglich ist. Unter dem episodischen Gedächtnis versteht die Wissenschaft alle Inhalte, die uns *persönlich* betreffen, und alles, was einen persönlich betrifft, ist unweigerlich mit Gefühlen und Emotionen verbunden. Es sind also die autobiographischen Erlebnisse und Erfahrungen in und mit unserer Umwelt, die sich weitaus besser ins Gedächtnis als Spuren *eingraben* und damit jenen Schatz darstellen, der die Leistungsfähigkeit unseres Gehirns am ehesten stärkt. Dieses „natürliche" Lernen wird uns

E. Leutgeb und H. Schloffer, *Mit Bewegung und Geselligkeit Demenz vorbeugen,*
https://doi.org/10.1007/978-3-662-59618-0_4

meist gar nicht bewusst, weil es nicht über ein vorsätzliches Pauken, sondern in einer „spielerischen" Art und Weise vor sich geht. Hinzu kommt noch unser *prozedurales Gedächtnis* (das im sogenannten Kleinhirn sitzt – klein, aber oho!) mit seinem immensen Erfahrungsschatz all jener Fertigkeiten, die wir einmal erlernt haben und später mehr oder weniger bis ans Lebensende automatisch beherrschen (Gehen, Schwimmen, Tennisspielen, Lesen, Klavierspielen, Autofahren, etc.).

Es ist inzwischen eine Binsenweisheit und trotzdem kann man es nicht oft genug betonen: Jedes Wissen, das bei seinem Erwerb in einen emotionalen Kontext eingebettet war, bleibt besser und länger erhalten. Selbstverständlich heißt das nicht, dass wir deshalb „intellektuelles", also relativ emotionsloses Lernen und Bildung bleiben lassen sollten. Allein deshalb nicht, weil hier die wichtigen Hirnfunktionen unserer Großhirnrinde, wie Strukturieren, Planen, Analysieren oder Konzentration, zum Einsatz kommen. Eine jüngst veröffentlichte US-Studie bestätigt, dass schon *ein einziges Jahr* mehr College-Ausbildung in der Jugend sich Jahrzehnte später im hohen Alter so auswirkte, dass ein vermindertes Auftreten von Alzheimer festgestellt werden konnte[1]! Allerdings darf man bei solchen Ergebnissen nicht das Pauken und Strebern als die eine isolierte Ursache ansehen. Bessere Bildung zieht zumeist eine bessere und (gesundheits-)bewusstere Lebensführung nach sich, besser (aus)-gebildete Menschen haben besser bezahlte Jobs und können es sich eher leisten, aus Routinen auszubrechen – und damit ihrem Gehirn mehr emotional-geistige Nahrung zuzuführen. Es geht also weniger um sture Bildung an sich, sondern darum, dass sie zur *motivierenden* Antriebsfeder wird und eine positive Spirale, immer weiter neue Erfahrungen machen zu wollen, in Gang setzt.

Semantisches, prozedurales und episodisches Wissen sind allerdings bloß künstliche Schubladisierungen, die die Wissenschaft vornimmt, um uns unser Langzeitgedächtnis zu erklären. In Wahrheit geht es um ein Erfahrungs*gemisch* aus allen drei Komponenten, die sich ständig gegenseitig befeuern und ergänzen und in einer Wechselwirkung dafür sorgen, dass wir bis ins hohe Alter all das im Lauf des Lebens Erlernte auch bewahren. Gerade die deutsche Sprache trifft es auf den Punkt, wenn sie von „Hirnschmalz" spricht. Denn was tut Schmalz? Es nährt, es fettet, es ölt, es wärmt.

---

[1]Siehe: www.ucl.ac.uk/news/news-articles/1217/higher-education-linked-to-lower-risk-of-Alzheimers-in-gene-study.

Allein auf die „trockenen" höheren Hirnfunktionen zu setzen ist also nicht wirklich sinnvoll. Ausdrücke wie Hirn*jogging*, Denk*sport* oder Hirn*akrobatik* drücken zwar das Bedürfnis nach geistiger, mentaler Kraft und Wendigkeit aus, tun aber so, als wären Gehirn, Psyche und Körper drei getrennte Einheiten, die man alle drei unabhängig voneinander in Schuss hält. Wie sehr das Mentale abhängt vom Körper, wusste bereits der römische Dichter Juvenal, indem er den Spruch vom „mens sana in corpore sano (ein gesunder Geist in einem gesunden Körper)" formulierte, ein Spruch, der angesichts unserer Wohlstandserkrankungen nichts an Gültigkeit verloren hat. Und dass sich unsere Psyche aus dem Wechselspiel zwischen Körper, Gefühl und Verstandesfunktionen ergibt, wissen wir zur Genüge.

Zusätzlich macht uns die Evolutionsforschung auf einen Umstand aufmerksam: Unsere intellektuellen Instanzen in der Großhirnrinde sind entwicklungsgeschichtlich relativ jung. Ein viel älterer Hase hingegen ist die Zusammenarbeit zwischen unserer Gefühlswelt (beheimatet im Gehirn im sogenannten *limbischen System* unterhalb der Großhirnrinde) und unseren fünf oder, rechnet man die Orientierung hinzu, gar sechs Sinnen. Die beiden Systeme Sinneswahrnehmung-Emotion sind also um einiges länger aufeinander eingespielt. Die Vokabel „Hyäne" in drei Sprachen richtig schreiben zu können ist das eine; sie bei einer Safari mit eigenen Augen gesehen zu haben, womöglich nahe am Jeep, das andere. Nicht umsonst hantiert daher unsere Sprache mit dem Ausdruck *erleben*. Und erst das Er*leben* einer Situation führt zu deren tiefen Verankerung im Gedächtnis.

Eine zweite Sache hat sich erst durch die intensive Hirnforschung herauskristallisiert: Weitaus mehr Hirnareale, Hirnfunktionen, Verknüpfungen und Schaltkreise sind mit unserem, als alltäglich und eher nebensächlich eingestuften Erleben beschäftigt, als man das ahnte in Zeiten, bevor die relativ neue fMRT-Technologie (funktionelle Magnet-Resonanz-Technologie – so genannte *Hirnscanner*), mit der man dem lebenden Gehirn „live" beim Arbeiten zuschauen kann, erfunden war. Solche Live-Bilder aus dem Gehirn liefern fantastische Einsichten. Nicht nur zeigen sie, dass zur Verarbeitung eines Reizes meist mehrere, sogar weit voneinander entfernt liegende Neuronengruppen gleichzeitig „feuern", also in Interaktion miteinander stehen. Sondern man kann sogar, via Zeitraffer, dem Aufbau und der ständigen Verstärkung von Verknüpfungen zwischen ihnen quasi zuschauen. Da verdicken sich nämlich tatsächlich Nervenendigungen (legen quasi Hirnschmalz an) und dies umso mehr, je mehr sie im Hirnverkehr benützt werden! Und, wie wir inzwischen wissen, kommt es weniger auf die Zahl der Neurone an sich an, sondern vor allem auf all die *Verknüpfungen* zwischen ihnen – die sogenannten Synapsen.

Diese Synapsen bilden sich aber nicht nur, wenn wir strebern und pauken, sondern jede alltägliche, vor allem emotional empfundene Erfahrung hat das Zeug, sie entstehen zu lassen und immer weiter zu festigen. Je aufmerksamer, interessierter und *gefühlsmäßig beteiligt* wir daher durchs Leben gehen, je mehr (emotionale) Assoziationen wir knüpfen, umso mehr werden Gedächtnis und Gehirn profitieren.

Um Alzheimer und Demenz zu verstehen, ist es wichtig, Bescheid zu wissen über eine spezielle Besonderheit, die unsere Hirnnervenzellen, die Neurone, besitzen: Im Gegensatz zu den meisten Arten von Körperzellen erneuern sie sich nämlich *nicht* (bis auf die wichtige Ausnahme des sogenannten Hippocampus – dazu später)! Das heißt im Klartext: Wir bekommen zwar mit der Geburt eine Riesenmenge solcher Neuronen mit, nur für ein einmal abgestorbenes Neuron „wächst" eben kein frisches mehr nach! Zudem sind die Neurone in Gruppen gebündelt und auf bestimmte Aufgaben spezialisiert. Und zwar derart spezialisiert, dass beim Untergang einer Neuronengruppe in einer Hirnregion nicht einfach eine andere Hirnregion die Funktion des verwüsteten Hirnareals übernehmen kann. Das bedeutet, dass wir in Bezug auf unsere Gehirne sehr wohl mit dem (zwar immens großen) Reiseproviant, den wir von Anfang an eingepackt bekommen haben, auskommen müssen!

Und schon gar nicht stimmt ein Gerücht, das sich über Jahrzehnte hartnäckig gehalten hat. Nach diesem Gerücht würden wir ohnehin nur etwa zehn Prozent unserer Gehirn „fläche" nützen, und man könne deshalb ja im Notfall in die immense Prärie der übrigen neunzig Prozent übersiedeln und diese als Ersatz urbar machen. Diese irrige Vorstellung erinnert an Siedler-Treks und Wilden Westen! Aber nix da! Im Gegenteil: Unser Gehirn ist derart ausgelastet, dass es, um effizient zu sein, sogar höchst ökonomisch arbeiten muss, indem es die bestehenden Gedächtnisstrukturen ständig umbaut *(vgl. hierzu das Buch des Biochemikers und Neurobiologen, Beck* 2014*)*.

Nun führt dieses Auskommen-Müssen mit einem vorgegebenen Reiseproviant leicht auf eine vollkommen falsche Fährte. Man könnte nämlich meinen, ihn nur ja nicht anrühren, unseren Neuronen-Proviant! Je weniger wir unsere Neurone beanspruchen, könnte man meinen, umso besser. Das Paradoxe daran ist, es ist mit der Beanspruchung unserer Gehirne nicht so wie bei einem technischen Gerät, etwa einer Waschmaschine. Je mehr Waschgänge die absolviert hat, umso schneller wird sie verschleißen, umso früher wird sie den *Geist* aufgeben, wie wir so schön sagen. Für unser Gehirn gilt dies mitnichten!

Wir können natürlich Gehirnzellen schon auch verschleißen, in dem Sinne, dass wir sie mutwillig zugrunde richten, etwa durch langfristigen, übermäßigen Alkoholkonsum (aus dem sich, wie wir bereits in der Einführung gehört haben, sogar eine eigene Demenzform ergibt). Doch im Normalfall gilt, je mehr das Gehirn in einem vernünftigen Modus beansprucht wird, umso besser. Als ein etwas plumper Vergleich möge ein Rohrleitungssystem dienen. Je mehr eine Leitung immer wieder durchspült wird, umso weniger Rost und Kalk kann sie ansetzen (das entspräche dem, was man früher instinktiv *Verkalkung* genannt hat, und was heute als die Ursache für die sogenannten vaskulären, also die Hirn-Blutgefäße betreffenden Demenzen gilt). Das (Blut)-Versorgungssystem ist das eine, das andere das Neuronen-Netzwerk: Je mehr unterschiedliche Leitungen der Signalübertragung zu einem bestimmten Punkt führen, umso besser! Logisch: Denn umso weniger tragisch ist es, wenn die eine oder andere Leitung defekt wird oder gar ganz wegbricht!

Um es noch einmal zu betonen: Wir tun unserem Gehirn mitnichten etwas Gutes, wenn wir es ein Leben lang schonen, indem wir es möglichst sparsam verwenden. Im Gegenteil: Es will durch aktiven Einsatz beansprucht werden. Und sein die Rohrpost (Signale, Infos, Erinnerungen) transportierendes „Rohrsystem" will vor allem möglichst viele Verknüpfungen (eben in Form von Synapsenverbindungen) bilden! Darin liegt der Hauptgrund, warum die ferne Demenz am fernen Horizont des hochbetagten Alters uns tatsächlich schon in viel jüngeren Jahren sehr wohl etwas angeht. Denn: Unser ganzes Leben, von eben der Wiege bis zur Bahre, bauen wir unablässig an dem riesigen Netzwerk aus den uns mitgegebenen Gehirnnervenzellen. Wir bauen Verknüpfungen auf, bauen diese um, bauen sie ab, vernetzen sie neu. Erstaunlich genug, dass das menschliche Gehirn über bis zu 100 Mrd. (!) Gehirnnervenzellen verfügt. Aber noch weitaus erstaunlicher: Diese Neurone können hunderte, ja tausende, sogar bis zu 10.000 (!) Verbindungen eingehen! Wobei natürlich nicht jedes Neuron wahllos mit jedem anderen „spricht", sondern tausende spezialisierte „Module" entstehen, die jeweils für ein bestimmtes Aufgabengebiet zuständig sind (Gazzaniga 2012). Trotzdem, insgesamt ergibt sich aus dieser Vernetzungsfähigkeit eine derart schwindelerregende Zahl an Verbindungen, dass Ihr nächstes Betrachten eines Sternenhimmels möglicherweise etwas weniger beeindruckend ausfallen könnte. Denn Sie können den Sternen da oben sagen: In meinem Gehirn sieht es genauso phantastisch aus!

In ähnlicher Weise lässt sich unser Gedächtnis durchaus mit einer Vorratskammer vergleichen. Je mehr sogenannte k*ognitive Reserve* wir im Lauf des Lebens einlagern, umso mehr ist da, von dem wir später im Alter zehren können. Aber Achtung: Ähnlich wie bei Lebensmitteln haben die verschiedenen Gedächtnisinhalte unterschiedliche Ablaufdaten. Je stärker eine Erinnerung mit einer Emotion verknüpft ist, umso länger hält sie auch. Man kann also, um das Gedächtnis zu fordern, ruhig auch ein paar Seiten aus dem Telefonbuch auswendig lernen. Nur: Gleichen wird dieses Gelernte einer ganz schnell verderblichen Ware.

Literatur

Beck H (2014) Hirnrissig. Hanser, München
Gazzaniga M (2012) Die Ich-Illusion. Hanser, München, S 83

5

Demenz geht uns alle an!

Ernestine Leutgeb

Neuere Umfragen, vor allem unter der Generation 50+, zeichnen ein zunehmend besorgniserregendes Bild. Besorgniserregend insofern, als sich aus diesen Umfragen ablesen lässt, dass sich viele Menschen in Bezug auf Demenz ohnehin schon Sorgen machen – und Sorgen tun bekanntlich unserer Psyche nicht gut. Weshalb es wichtig ist herauszufinden, ob eine bestimmte Sorge berechtigt oder unberechtigt ist.

Wir zitieren hier als Beispiel eine unter knapp 1000 Personen durchgeführte Umfrage, die das Institut für Sozialmedizin und Epidemiologie der Universität Graz 2016 in Auftrag gab (Die Angst vor Schmerzen im Alter 2016). Auf die Frage, welche Einschränkungen im Alter ein Grund wären, *nicht weiterleben* zu wollen, gab bereits rund ein Drittel (!) der Befragten an, sie sähen sich an diesem Punkt angekommen, wären sie mit Demenz konfrontiert. Da nützt auch der des Öfteren gehörte, eher makabre und jedenfalls entschieden respektlose Witz nichts, nach dem eine solche drastische Entscheidung dann ohnehin wegfällt, weil die demente Person selbst ja nicht weiß, dass sie dement ist (was bis in die letzten Stadien der Alzheimer-Demenz ganz sicher nicht stimmt!).

Für uns ist eines wichtig: Solche Antworten zeigen, dass das Problem Demenz, insbesondere Alzheimer, offenbar weit mehr unter den Nägeln brennt, als bisher angenommen bzw. zugegeben. Das Schreckgespenst geht tatsächlich um.

Es betrifft uns, zusammengefasst, auf drei Ebenen:

Die erste Ebene ist unser individuelles, persönliches Schicksal in einer, je nach aktuellem Alter, näheren oder fernen bis sehr fernen Zukunft.

E. Leutgeb und H. Schloffer, *Mit Bewegung und Geselligkeit Demenz vorbeugen*,
https://doi.org/10.1007/978-3-662-59618-0_5

Die zweite Ebene ist die als Angehörige(r). Denn es ist uns, wie gesagt, in mehrfacher Hinsicht, nicht nur emotional, nicht egal, wie es unseren Eltern geht bzw. wie deren Schicksal demnächst aussehen wird.

Die dritte Ebene, die dieser Beitrag noch kaum ausgeführt hat, ist tatsächlich die *gesamt*gesellschaftliche. In den nächsten zwei, drei Jahrzehnten kommen die Vertreter der sogenannten Baby-Boomer (also die besonders geburtenstarken Jahrgänge 1955 bis knapp 1970) ins betagte und dann hochbetagte Alter. Schon jetzt herrscht, vor allem in den Medien, eine gewisse Hysterie angesichts zu erwartender, explodierender Pflegekosten. Das wiederum schürt die Befürchtung, jüngere Semester könnten womöglich tatsächlich demnächst schon nicht mehr das nötige Verständnis aufbringen, warum sie das alles finanzieren sollen. Und dies würde einen Konflikt zwischen den Generationen verschärfen. Da hilft nur Aufklärung und – auf einer persönlichen Ebene – bestmögliche Prävention.

Apropos: Schreckgespenst

Eigentlich verwendet dieses Buch den Ausdruck „Schreckgespenst" ungern. Wenn es dennoch geschieht, dann deshalb, weil es in Bezug auf Alzheimer und andere Demenzen gern durch die Medienlandschaft geistert und in unseren Köpfen herumspukt. Die Aufgabe dieses Buchs besteht aber nicht darin, dieses Schreckgespenst weiter zu beschwören, sondern im Gegenteil: Das Schreckgespenst soll Kontouren bekommen! Und es soll quasi fleischliche Substanz erhalten, so dass es *begreifbar* und *angreifbar* wird. Ähnlich wie bei Don Quijote: Auch der hätte sich einiges erspart, hätte er eingesehen, dass er nicht gegen dubios-geisterhafte Riesen kämpft, sondern schlicht gegen die Flügel einer konkret in der Landschaft stehenden Windmühle (andererseits wäre dann dieses literarische Juwel nicht zustande gekommen).

Aber ob wir nun die Problematik Demenz aus dem Blickwinkel als Angehörige von älteren, gefährdeten Menschen sehen; oder ob wir unsere eigene hochbetagte Zukunft vor Augen haben; oder ob wir „bloß" auf die Gesundheitskosten schielen, es ist im Grunde einerlei: Legitim für uns *alle* ist nämlich nicht nur, dass wir möglichst alt werden wollen. Legitim für uns alle ist es, dass wir unser hochbetagtes Alter körperlich halbwegs gesund, in einer akzeptablen geistigen Klarheit und vor allem selbstbestimmt, ohne auf Pflege angewiesen zu sein, verleben möchten! Auch hier zeigen aktuelle Umfragen: Unter der Generation 50+ ist in Bezug auf das Altern die weitaus *größte* Sorge weniger die Einsamkeit, sondern es ist die Angst, nicht mehr unabhängig und eigenständig für sich selbst sorgen zu können! In der bereits oben zitierten Studie der Uni Graz äußerten *Dreiviertel (!) der Befragten* diese

Befürchtung *(Siehe u. a. Studie wie oben, Uni Graz, 2016)* (Die Angst vor Schmerzen im Alter 2016). Und waren es früher körperliche Gebrechen, wegen derer man Sorge hatte, so steht heute immer mehr die Sorge (Die Angst vor Schmerzen im Alter 2016) im Vordergrund, dass man es *geistig* nicht mehr schaffen könnte.

Legitim also unsere Bestürzung, wenn jemand aus unserem Umfeld geistig so „nachgelassen" hat, dass er/sie ohne Betreuung nicht mehr auskommt; verständlich, wenn Kinder ihre alten Eltern besorgt „scannen" auf mögliche Demenzsymptome wie Vergesslichkeit und Desorientierung; berechtigt unsere Sorge, dass das mit dem selbstbestimmten hohen Alter möglicherweise auch bei uns selbst nicht klappen wird; und nicht von der Hand zu weisen die Befürchtung, dass das öffentliche Gesundheitssystem an den Rand eines Kollaps gebracht werden könnte.

So gesehen, ist es nicht nur höchste Zeit, sondern auch von allgemeiner gesellschaftlicher Relevanz und Brisanz, sich die Frage endlich ganz ernsthaft und möglichst gefühlsneutral zu stellen: Können wir nun etwas ausrichten gegen Alzheimer und andere Demenzen, ja oder nein? Und wenn ja, wie soll das gehen? Dieses Buch sagt voller Zuversicht, ja, wir können! Es sagt: Wir sind dem Schicksal unseres hochbetagten Alters weit weniger ohnmächtig ausgeliefert, als wir das (oft auch aus Bequemlichkeit, uns zu informieren) meinen!

Literatur

Die Angst vor Schmerzen im Alter (2016). Der Standard, 1. August

6

Kaffeesudlesen oder seriöse Wissenschaft?

Ernestine Leutgeb

Die soeben geäußerte Zuversicht gewinnt dieses Buch nicht aus dem Lesen von Kaffeesud oder einer Befragung der Sterne. Sondern, indem es sorgfältig bereits „ältere" sowie hochaktuelle wissenschaftliche Studien und Erkenntnisse aus der Hirn-, Neuro- und Demenzforschung durchforstet hat. Die Überraschung, die man dabei erlebt, ist diese: Wieso weiß die sogenannte breite Öffentlichkeit so wenig über die Fortschritte, die die Wissenschaft inzwischen gemacht hat? Interessieren wir uns zu wenig für unser Gehirn und die Gefahren, denen es ausgesetzt ist? Oder braucht der Weg vom Forschungsergebnis bis ins Ohr der Öffentlichkeit einfach seine Zeit? Wie auch immer. Was hier jedenfalls offenkundig wird, ist eine Art Kommunikationsverzögerung zwischen Fachwelt und Laien!

Warum bezieht sich dieser Beitrag übrigens nicht nur auf brandaktuelle Studien, sondern auch auf „ältere" Forschungsresultate? Weil damit ein Bogen gespannt werden kann durch die vergangenen Jahrzehnte der Hirn-, Neuro-, Kognitions- und Demenzforschung. Diese älteren Forschungen (deren Ergebnisse ohnehin keine drei Jahrzehnte alt sind!) mussten ohne die heute so hilfreichen bildgebenden Verfahren auskommen, wie etwa die Gehirnscanner der fMRT-Technologie. Und sie haben, trotz oft schier primitiv anmutender Laborbedingungen, unverrückbare Meilensteine gesetzt! Das ist das eigentlich Bewundernswerte!

Um zwei wichtige Wegbereiter der Gehirnforschung herauszugreifen:

Da ist etwa die Forschung des genialen Eric Kandel (Jahrgang 1929); Sein autobiographisches Werk *Auf der Suche nach dem Gedächtnis – Die Entstehung einer neuen Wissenschaft des Geistes (Originalausgabe New York,* 2006*)*

E. Leutgeb und H. Schloffer, *Mit Bewegung und Geselligkeit Demenz vorbeugen*,
https://doi.org/10.1007/978-3-662-59618-0_6

verdiente es auch heute noch, ganz oben auf den Bestsellerlisten zu stehen. Dieser inzwischen oft als Rockstar der Neurowissenschaften bezeichnete, einzigartige Eric Kandel, hatte, in Wien geboren, noch als Kind vor den Nazis in die USA flüchten müssen. Dort forschte er später unermüdlich – kurioserweise am Gehirn der Meeresschnecke namens Aplysia (Meerhase) – jahrzehntelang daran, was ganz konkret *biologisch* auf der Ebene der Gehirnzelle passiert, damit aus kurzen Eindrücken Langzeiterinnerungen werden. Der Begriff „geistig" gaukelt uns vor, Informationen im Gehirn wären eine ätherische, luftige, substanzlose, immaterielle Angelegenheit. Was mitnichten stimmt. Der niederländische Hirnforscher Dick Swaab dazu: „Für das Langzeitgedächtnis müssen neue Eiweiße synthetisiert werden, weil sich zwischen den Nervenzellen neue Verbindungen bilden. Hier findet also eine *strukturelle* Veränderung statt". Und am Beispiel eines Geigers: „Jener Teil der Hirnrinde, der die vier Finger der linken Hand steuert, ist bei professionellen Geigern, die von frühester Kindheit an geübt haben, beispielsweise fünfmal so groß wie bei Menschen, die kein Streichinstrument spielen." (Swaab 2011, S. 321–322).

Für Alzheimer und andere Demenzen bedeutet das eine tragische Konsequenz: Denn mit dem Untergang der Gehirnzelle gehen natürlich auch diese unsere Erinnerung stützenden Eiweiße verloren.

Eric Kandel, der diese „gedächtnisbildenden" Eiweiße entdeckte und deren „Herstellung" beschrieb, erhielt für seine bahnbrechenden Erkenntnisse im Jahr 2000 den Nobelpreis für Medizin. 2015 gab er – 86-jährig – in einem Interview auf die Frage, wie ein gesundes Altern gelingen kann, folgenden Ratschlag: *Erinnerungen sind der Kitt des Lebens.* Und gegen das Vergessen riet er: *Gewicht halten; Blutdruck senken; Bewegung; und bitte keine Angst vorm Hörgerät!* – Heißt im Klartext, dass er die Teilhabe an einem gesellschaftlichen Leben für enorm wichtig hält, und man sich keinesfalls durch behebbare körperliche Misslichkeiten wie etwa Schwerhörigkeit ausschließen lassen sollte. Einen besseren Paten für das Anliegen dieses Buches können wir uns als Autorinnen gar nicht vorstellen! (Interview www.tagesspiegel.de vom 10.10.2015).

Einen weiteren Meilenstein, diesmal in der Alzheimer-Forschung, setzte der US-Epidemiologe David Snowdon mit seiner sogenannten „Nonnen-Studie" *(Basisinfo:* Wikipedia.org/wiki/Nonnenstudie*; Buch: David Snowdon – Aging With Grace; Verlag Bantam, 2001);* Ausführlicher werden wir auf diese Nonnenstudie später im Kapitel „Soziale Kontakte" zurückkommen. Vorab nur so viel: David Snowdon führte über viele Jahre eine Studie zu den kognitiven Fähigkeiten von Menschen im hohen Alter durch und zwar tatsächlich hinter den vermeintlich „abgeschiedenen" Mauern klösterlicher Niederlassungen. So abgeschieden waren ihre Bewohnerinnen aber keineswegs, weil es sich bei den Nonnen um Angehörige eines Schulordens handelte, die oft weit über ein normales Arbeitsleben hinaus als Lehrerinnen tätig waren.

Im Zuge dieser Studie ließen die wahrlich wackeren Nonnen nicht nur ihre kognitiven Fähigkeiten im hohen Alter jahrelang testen, sondern sie stimmten zudem zu, ihre zu Lebzeiten getesteten Gehirne auch nach ihrem Tod der Wissenschaft für entsprechende Autopsien zur Verfügung zu stellen. Das Wichtige daran: Bis zur dieser Langzeitstudie hatte in der Wissenschaft folgende These gegolten: Der physische Verfall des Gehirns spiegle sich quasi *eins zu eins* in den geistig-kognitiven Leistungen, die ein (hoch-)betagter Mensch bzw. ein Alzheimer-Patient noch erbringen kann. Snowdons Studie schlug dementsprechend wie eine Bombe in der Wissenschaftswelt ein. Denn sie belegte klar, dass dem nicht so sein muss! Die posthume Sektion eines Gehirns kann ein beträchtlich verwüstetes Gehirn zeigen, aber: Noch zu Lebzeiten war selbst in gefinkelten Tests, die die kognitiven Fähigkeiten der Nonnen überprüften, dieser fortgeschrittene Verfall gar nicht zum Ausdruck gekommen! Anders formuliert:

> „Ein auffälliges Ergebnis war die Unabhängigkeit des pathologischen Hirnbefunds (multiple Alzheimer-Plaques) von der wiederholt erhobenen intellektuellen Leistungsfähigkeit derselben Personen zu Lebzeiten. Das heißt: Auch Personen, bei denen bei der Sektion stark veränderte Gehirnbefunde festgestellt wurden, konnten bis zu ihrem Tod geistig anspruchsvolle Aufgaben ausführen" (zitiert nach www.wikipedia/wiki/Nonnenstudie).

In der Wissenschaft brach deshalb ein heftiger Streit aus. Letztendlich einigte man sich auf eine Erklärung, deren Zauberwort wie folgt lautet: *kognitive Reserven*. Diese legt der Mensch im Lauf seines Lebens an, um darauf im Alter zurückzugreifen (diese Reserve hat aber, wohlgemerkt, absolut nichts mit dem Märchen jener 90 % eines angeblich jungfräulich brachliegenden Gehirnareals zu tun).

> „Als kognitive Reserven oder Gehirnreserven werden jene geistigen Potentiale bezeichnet, die der Mensch im mittleren Lebensabschnitt nicht benötigt, auf die er aber im Alter zurückgreift, wenn die kognitiven Fähigkeiten allmählich nachlassen. Eine gute kognitive Ausstattung verlängert die Zeitspanne, in der pathologische Hirnprozesse, wie sie bei einer Demenz auftreten, noch so weit kompensiert werden können, dass noch keine eindeutigen Defizite der geistigen Leistungsfähigkeit erkennbar werden. Rege geistige Tätigkeit, Bildung,

Berufliche Fertigkeiten, Sprachvermögen, ein reges Sozialleben führen zu einer ausgeprägten kognitiven Simulation und verbessern Kompensationsstrategien. Diese Kompensationsstrategien vergrößern die kognitive Reserve. Umgekehrt ist durch niedrige Intelligenz, mangelnde geistige Tätigkeit und Bildung, sowie durch Vereinsamung das Demenzrisiko erhöht" (www.neuro24.de/show_glossar_php?id=914).

Literatur

Kandel E (2006) Auf der Suche nach dem Gedächtnis. Goldmann, New York
Swaab D (2011) Wir sind unser Gehirn. Droemer, München
Kandel E. Interview, www.tagesspiegel.de vom 10.10.2015

7

Wissenschaftliche Erkenntnisse als Chance uns zu schützen

Ernestine Leutgeb

Es ist enorm wichtig, auf diese „älteren" Studien und Forschungsergebnisse zu verweisen. Denn sie bilden tatsächlich die Grundlage, ja die Meilensteine für die neueren und brandaktuellen Langzeitstudien und Forschungsergebnisse, die heute zusätzlich auf bedeutsame technische Entwicklungen, wie die sogenannten *bildgebenden Verfahren (fMRT)* und weitere medizinische Testverfahren zurückgreifen können. Es ist ganz simpel: Ohne diese „älteren" Meilensteine wüsste man heute gar nicht, worauf genau man die aktuellen Langzeitstudien aufbauen solle!

Beispiel: Wenn zuvor niemand in mühsamer Kleinarbeit (wie Eric Kandel und Kollegen) entdeckt hat, *wie* Gedächtnisbildung in der einzelnen Gehirnnervenzelle rein physiologisch vor sich geht (und dass da sogar bei den *Genen* quasi rückgefragt werden muss, um aus einer flüchtigen Erinnerung eine Langzeiterinnerung zu machen, denn so mir nichts dir nichts lassen unsere Gene keine dauerhafte Verankerung zu, rein aus Hirn-ökonomischen Gründen!), dann fehlt der nächsten Wissenschafter-Generation schlicht die Grundlage, wie sich Methoden aufbauen lassen, die in langjährigen Messreihen unsere Hirnfunktionen und ein Demenzrisiko testen können.

Die jüngsten Studien sind also alles andere als fragwürdiger Hokuspokus! Etwa Studien, wie positiv sich eine *kombinierte* (multimodale) Therapie aus gesunder Ernährung, Kognitionstraining, Bewegung und engmaschiger Überwachung der vaskulären Risiken (Bluthochdruck, Übergewicht) auswirkt auf Menschen, die bereits erste kognitive Einbußen zeigten – brandaktuell dazu die sogenannte FINGER-Studie, eine 2015

E. Leutgeb und H. Schloffer, *Mit Bewegung und Geselligkeit Demenz vorbeugen*,
https://doi.org/10.1007/978-3-662-59618-0_7

abgeschlossene, skandinavische Studie an Demenz-gefährdeten Personen. Diese Studie hat das Zeug, ebenfalls zum Meilenstein in der Demenzprävention zu werden (Näheres später – *Finnish Geriatric Intervention Study to Prevent Cognitive Impairment and Disability, Forscherteam rund um Dr. Tlla Ngandu, National Institute for Health and Welfare in Helsinki, veröffentlicht im renommierten Fachjournal „The Lancet"* – https://deutsch.medscape.com/artikelansicht/4903462).

Es würde allerdings den Rahmen dieser Einführung sprengen, auf weitere Studien einzugehen (mehr davon in den jeweiligen Kapiteln Bewegung und Sozialkontakte). Kurz vorgestellt seien daher die essentiellen Schlussfolgerungen, die die Forscher aus den Studienergebnissen ziehen:

1. Wir können zunehmend auf das setzen, was die Wissenschaft, wie schon weiter oben erwähnt, die kognitive Reserve (Gehirnreserve) nennt;
2. Die Wissenschaft hat berechtigte Hoffnungen, dass man durch präventive Maßnahmen (also durch den multimodalen Ansatz, der mehrere Schutzfaktoren kombiniert) den Ausbruch einer Demenz so lange hinauszögern kann, dass sie zu Lebzeiten des betagten Menschen quasi nicht mehr zum Tragen kommt.

Laut den Aussagen der FINGER-Studien würde z. B. ein um 5 Jahre verzögertes Auftreten der Alzheimer-Demenz eine Verringerung der Krankheitsprävalenz (Häufigkeit zu einem bestimmten Zeitpunkt) um 50 % in 50 Jahren bedeuten! Das ist nicht nur für uns als potentiell betroffene Individuen eine Frohbotschaft, sondern auch für unsere Gesundheitssysteme! (*siehe:* deutsch.medscape.com/artikelansicht/4903.462).

Es hat sich also tatsächlich in den letzten Jahrzehnten viel, sogar sehr viel getan in den Wissenschaften, die sich mit unserem Gehirn und Gedächtnis beschäftigen. Viel absolut Spannendes, viel absolut Erstaunliches, viel Bahnbrechendes. Aber vieles von diesem Spannenden und Erstaunlichen und Bahnbrechenden ist, wie bereits erwähnt, einfach immer noch nicht in der sogenannten breiten Öffentlichkeit angekommen! So rätselhaft und ungreifbar wie noch vor zwei, drei Jahrzehnten ist dieses Schreckgespenst Demenz (insbesondere Alzheimer) bei Weitem nicht mehr! Mag sein, dass der Schrecken nach wie vor aufrecht bleibt, nur eines: Dem Schrecken ist das *Gespenstische* abhandengekommen. Und das ist immerhin ein großer Schritt in die richtige Richtung!

Studienergebnisse, wie die aus der vorhin zitierte FINGER-Studie, bedeuten zweierlei: Entwarnung einerseits und doch wieder Warnung andererseits.

Entwarnung ist angesagt in diesem Sinn: Es gibt Mittel und Wege, das Demenzrisiko zu senken. Allein am hohen Alter, an der stetig gestiegenen Lebenserwartung liegt es nicht.

Warnung ist angebracht in diesem Sinn: Man sollte die in den Studien ermittelten Risikofaktoren tatsächlich auch ernst nehmen (ähnlich wie beim Zusammenhang Rauchen und Lungenkrebs ein Raucher heute Bescheid weiß um das Risiko, das er eingeht).

Ein Drittes kommt hinzu: Die bequemste Entwarnung bestünde in der Zuversicht, dass es demnächst ohnehin ein Medikament bzw. eine Impfung gegen Alzheimer bzw. andere Demenzen geben könnte. Hier ist man jedoch gut beraten, keine großen Stücke auf diese Hoffnung zu halten. Warum?

Bezüglich eines effizienten Medikaments oder einer Therapie gegen die Alzheimer-Demenz, die – wir erinnern uns – die weitaus häufigste Demenzform darstellt, sind die Nachrichten keine guten. So ging zum Beispiel im Januar 2018 eine enttäuschende Meldung durch die Medien: Der Pharmariese Pfizer wird seine Forschung zur Entwicklung eines Alzheimer-Medikaments einstellen. Wahrlich unerfreulich, zumal Pfizer nicht das erste Unternehmen ist, das die diesbezügliche Forschung aufgibt. Im Jahr zuvor hatten schon andere Firmen, wie der dänische Pharmakonzern *Lundbeck* und das Biotechunternehmen *Axovant,* das Handtuch geworfen (*vgl.:* die.presse.com/home/wirtschaft/unternehmen/5350052/Alzheimer_Pfizer-steigt-aus).

Zwar forscht natürlich auch die öffentliche Hand, und es gibt immer noch eine Vielzahl von Pharmafirmen und Biotech-Unternehmen, die unverdrossen weitermachen – trotzdem: Wir müssen uns an den Gedanken gewöhnen, dass kurz- bis mittelfristig keine Wunderpille oder gar Impfung in Sicht ist, die den Untergang von Neuronen im dementen Gehirn nachhaltig aufhalten oder gar unterbinden könnten. Das Problem Demenz und Alzheimer wird sich also, ähnlich wie es der jahrzehntealten Krebsforschung erging, nicht in absehbarer Zeit quasi von selbst in Luft auflösen. In beiden Fällen ist die Hoffnung, es gäbe einen einzelnen, singulären Verursacher, wie etwa ein Virus, ein Bakterium, ein Prion-Protein, das man bloß nur noch nicht gefunden hat, eine ziemlich naive (wiewohl, man soll niemals nie sagen!).

Dennoch hat die bisherige Demenzforschung bereits ähnlich Großartiges wie die Krebsforschung geleistet! Die Wissenschaft hat immerhin den *Prozess,* wie es zu den verschiedenen Demenzen kommt, im Wesentlichen verstanden. Und mit dem Verstehen des Degenerationsprozesses im Gehirn ist der Schritt hin zu möglichen Risikofaktoren, die diesen Prozess begünstigen, nicht mehr allzu weit. Und wenn man das hohe Alter *per se* als unveränderbaren Risikofaktor hinnehmen muss, dann ist es nur logisch, sich auf jene

Risikofaktoren zu konzentrieren, die wir aufgrund unserer Lebensweise sehr wohl beeinflussen können. Es geht darum, dass wir erkannte *Risiko*faktoren umwandeln in *Schutz*faktoren!

Um in Bezug auf diese Schutzfaktoren gesicherte Ergebnisse zu erhalten, waren *Langzeitstudien* notwendig, und es liegt eben in der Natur einer Langzeitstudie, dass eine solche dauert, bis Erkenntnisse seriös vertreten werden können. So zog sich zum Beispiel die berühmte, sogenannte *Nonnenstudie*, die wir schon erwähnt haben, über mehr als ein Jahrzehnt hin! Darin liegt die Begründung, warum so manche zuverlässigen Ergebnisse erst seit Kurzem zur Verfügung stehen. Und darauf warten, einem möglichst breiten Publikum endlich zur Kenntnis gebracht zu werden!

Das bedeutet nun keineswegs, dass Alzheimer nicht doch Schicksal ist. Aber es ist Schicksal in dem Sinne, wie etwa an Krebs zu erkranken oder bei einem Autounfall ums Leben zu kommen, letztlich Schicksal ist. Leben ist immer Risiko, und der Spruch *ich nehme mein Schicksal selbst in die Hand* kann also nie bis in die letzte Konsequenz funktionieren. Trotzdem nimmt z. B. ein Raucher bis zu einem gewissen Grad sein Schicksal selbst in die Hand, indem er, gewarnt vor dem hohen Lungenkrebsrisiko, sich entscheidet, ob er weiterpaffen will oder mit dem Rauchen Schluss macht. Andererseits kann aber auch einen Nichtraucher die Diagnose Lungenkrebs ereilen. Ähnliches gilt auch für Alzheimer und andere Demenzformen: Man kann sich wappnen, indem man vorbeugt, aber eine letztgültige Garantie gibt es nicht. In genau diesem Sinn ist heute der Kampf der Mediziner gegen die (allmähliche) Degeneration unseres Gehirngewebes zu verstehen.

Dieser Beitrag spricht bewusst lieber von Schutz- als von Risikofaktoren. Warum? Es ist ein kleiner psychologischer Trick. Denn man kann sich auf den *negativen* Sachverhalt konzentrieren, z. B. nach Feierabend all die Zeit betrachten, die man schon wieder im Büro verbracht hat, wo die Bewegung schon wieder zu kurz kam. Man kann aber, verkehrt herum, den Blick verstärkt dem *Positiven* zuwenden: Man sagt sich also am Abend, oh wie schön, zumindest war ich gestern eine ganze Stunde walken, bin heute zumindest mit dem Fahrrad einkaufen gefahren, etc… So vorzugehen, vertieft die Wertschätzung des positiven Erlebnisses und spornt einen an, es zu wiederholen!

Ähnliche Überlegungen gelten für die Begriffe „Vorbeugung“ bzw. „Prävention“. Bereits in der Einführung haben wir versucht darzustellen, was für eine immens wichtige Rolle im Kampf gegen Demenz dieser Prävention zukommt. Aber Vorbeugung und Prävention sind andererseits in unserer Zeit fürwahr keine Liebkinder! Als verstaubt, veraltet, unmodern gelten sie.

Kein Wunder! Wir sind einfach, was wir selten bedenken, derart verwöhnt von unserer Hochleistungsmedizin. Wir setzen relativ selbstverständlich voraus, dass es eh für jedes kleinere und größere Wehwehchen und Wehweh ein Medikament gibt. Aus der Packung genommen, geschluckt und ein Glas Wasser hinterher, fertig – es ist so viel einfacher, ein Medikament zu nehmen, als sich mit einer oft als lästig empfundenen Vorbeugung abzumühen! Außerdem war da zuvor ja der Arzt, der ein Rezept ausgestellt hat (und oft holt man heute das, was man so zu brauchen meint an Medikamenten, ohnehin nur mehr bei der Sprechstundenhilfe ab). Wir bedenken auch hier selten, dass der Arzt, will er kein Risiko eingehen, das Medikament verschreiben *muss,* weil er keine Prävention verschreiben bzw. *vor*schreiben *kann.* In Bezug auf Vorsorge und Vorbeugung kann er nur appellieren an die Eigenverantwortung des Patienten.

Bevor wir uns nun endgültig den Schwerpunkten *Vielfältige Sozialkontakte* und *Ausreichende Bewegung* zuwenden, eine abschließende Überlegung, über die sich trefflich streiten ließe: Ist die Beachtung solcher vor einer Demenz im Alter schützenden Faktoren überhaupt schon Prävention bzw. Vorbeugung zu nennen? Diese Frage erhebt sich deshalb, weil ein gewisses Quantum an Bewegung eigentlich „nur" das *Normalmaß* ist, das die Natur für den Menschen eingeplant hat! Und weil auch das Leben in ausreichend vielen und vielfältigen Sozialkontakten ebenfalls „nur" die Normalität ist, in der der Mensch seit vielen Jahrtausenden gelebt hat!

Es muss somit um die Frage gehen, *wieviel* Bewegung und *wieviel* an zwischenmenschlichen Umgang braucht der heute offenbar aus dem Ruder der Normalität gelaufene Mensch, um sein im Lauf der Evolution entwickeltes Normalmaß zu erfüllen. Sicher, höchstwahrscheinlich braucht er davon – angesichts der Tatsache, dass mit der gestiegenen Lebenserwartung Körper und Gehirn immer länger durchhalten sollen – etwas mehr. Prinzipiell ist es allerdings eher so, dass unsere „modernen" Zeiten uns dazu verleitet haben, unsere normale diesbezügliche Programmierung von Körper und Gehirn nicht ausreichend ernst zu nehmen und zu vernachlässigen. In diesem Sinne wäre der Begriff Prävention schlicht zu definieren als eine *Rückkehr,* eine *Rückbesinnung* auf das richtige Maß!

Neu und die große Chance ist, dass uns Hirn- und Demenzforschung heute in dieser Rückbesinnung unterstützen. Bisher lag in der Medizin das Hauptaugenmerk auf dem *Körper,* der, um *normal* zu funktionieren, sein Recht auf einen entsprechenden Umgang mit ihm einforderte – am deutlichsten zu sehen an den diversen *Wohlstands*erkrankungen, wie Bluthochdruck und Diabetes. Hinzugekommen sind nun Gehirn und Gedächtnis, die ihrerseits darauf pochen, in ihrem seit Jahrtausenden erprobten

Normalmaß funktionieren zu dürfen. Das klingt auf den ersten Blick nach einer Doppelbelastung. Insofern Doppelbelastung, weil wir uns nun *neben* dem Körper *auch noch* um unser Gehirn kümmern sollen. Aber das ist ohnehin ganz und gar falsch gedacht. Denn – wie wir in den nächsten Kapiteln hoffentlich aufzeigen können – die Bedürfnisse von Körper, Gehirn und natürlich der Psyche sind niemals widerläufig. Im Gegenteil, sie bilden – banale Erkenntnis – ohnehin eine unzertrennliche Einheit.

Teil III

Schutz Durch Bewegung und Orientierung

Den Begriff Bewegung brachten wir bisher in Verbindung mit körperlichem und vielleicht noch psychischem Wohlergehen. Keineswegs sahen wir Bewegung als Wohltat für Gehirn, Gedächtnis und unsere geistige Verfasstheit. Die intensive Forschung der letzten Jahrzehnte zu Gehirn und Demenz belehrt uns eines Besseren: Verblüffende Erkenntnisse zeigen, welch eine zentrale Rolle körperliche Aktivität jeder Art für die Gesunderhaltung unseres Gehirns und unserer geistigen Frische bis ins hohe Alter spielt. Und dies nicht nur indirekt, über den ‚Umweg' der ausreichenden Sauerstoffversorgung des Gehirns, Stichwort Schlaganfall und vaskuläre Demenzen. Es sind insbesondere neuronale und biochemische Prozesse, die Körper und Gehirn aufs Engste zusammenschweißen – bis hin zum Prozess der Gedächtnisbildung, dessen Aufrechterhaltung gerade im Kampf gegen Demenz eine Schlüsselrolle spielt.

8

Bewegn's Ihna! – You got to move!

Ernestine Leutgeb

Starten wir unser Thema, warum wir uns nicht nur unserem Körper, sondern auch unserem Gehirn zuliebe mehr bewegen sollten, willkürlich irgendwo, sagen wir in Wien. In der früher hauptsächlich für ihre Gemütlichkeit und Gemächlichkeit bekannten Stadt hat sich, wie in anderen Großstädten, binnen weniger Jahre der alljährliche Marathonlauf zu einem wahren Spektakel gemausert und wird auch entsprechend werbewirksam vermarktet. Die von den Begleithubschraubern aus gemachten TV-Aufnahmen zeigen nicht nur die zu Zehntausenden laufenden Menschen und deren zehntausende Fans eindrucksvoll von oben, sondern die Streckenführung ist natürlich so angelegt, dass die prächtige Kulisse des imperialen Wien nicht zu kurz kommt und den Tourismus weiter ankurbelt.

„Sieh einer an!", mag ein vor dem TV-Gerät sitzender Tourist denken, der Wien vor etwa 40 Jahren besucht hat: *„Wieviel sich in dieser Stadt doch verändert hat!"* Denn was er damals erlebt hat, war das Wien der sprichwörtlichen Heurigen-Seligkeit, und ebenso in Erinnerung ist ihm der grantelnde Charme seiner Bewohner geblieben, dazu das mürrische Gehabe des „Herrn Ober" im Alt-Wiener-Kaffeehaus, sowie das zuweilen barsche und schroffe Obrigkeitsgehabe seiner Beamtenschaft.

Bewegen's Ihna! – das lässt sich der heutige Marathon-Läufer nicht zweimal sagen. Aber noch vor ein bis zwei Generationen kam diese Aufforderung zuweilen schier gebellt daher, und hatte jedenfalls das Zeug, einen zusammenzucken zu lassen, so ruppig wurde sie vorgebracht, speziell von Uniformierten, ob nun Polizist oder Straßenbahnlenker. Der Polizist wies einen damit an, an einem Schauplatz nicht neugierig stehenzubleiben.

E. Leutgeb und H. Schloffer, *Mit Bewegung und Geselligkeit Demenz vorbeugen*,
https://doi.org/10.1007/978-3-662-59618-0_8

Der Straßenbahnlenker warf es grantig Fahrgästen zu, die den Einstieg blockierten, weil sie partout nicht weiter ins Wageninnere vorrücken wollten. Und dieses geschnauzte *Bewegn's Ihna* hatte es in sich! Es wirkte! Der beschauliche Wiener bewegte sich dann tatsächlich – ohne Widerrede.

Man stelle sich nun vor, die Berufsgruppe der Ärzte hätte damals ihre oft „molligen" oder „vollschlanken" Klienten in einem ähnlich barschen Ton zu mehr Bewegung, aufgefordert. Selbst in Wien, der Geburtsstadt Freuds, schier undenkbar. Nur, geschadet hätte schon damals mehr insistierender Nachdruck, wie er heute durchaus üblich geworden ist, in vielen Fällen nicht. Allerdings sind wir in Sachen Bewegung inzwischen auch um einiges klüger – dank zahlreicher Studien, die herausstreichen, wie wichtig Bewegung als lebenslanger Schutzfaktor für unsere körperliche UND auch mentale Gesundheit ist.

Internationaler gesehen, enthält der alte Gospel-Song *You gotta move* einen ähnlichen Appell. Weltberühmt, nachdem die Rolling Stones ihn 1971 coverten. Die Aufforderung zur Bewegung wird hier zwar gemütsvoller vorgetragen, aber anderseits sogar der Allmächtige ins Spiel gebracht *(but when the Lord gets ready, you gotta move…),* womit der Begriff Bewegung eine gar metaphysische Dimension bekommt. Wie auch immer, eine recht weise Botschaft gibt uns der Song allemal mit auf den Weg: Welchem Stand wir auch angehören, ob wir arm oder reich sind, in einem Punkt sind wir uns gleich: Wir alle müssen uns bewegen! Und wenn wir den „Lord" durch die „Evolution" ersetzen: Die hat dieses *You gotta move* genauso gesehen und sieht es heute noch so! Denn sie verortet uns immer noch in der Steinzeit, weshalb unsere Gene bis heute auf das bewegungsintensive Dasein als Jäger und Sammler – ohne fahrbaren Untersatz! – programmiert sind.

8.1 Der günstige Fall: Ich beweg mich ja eh!

Der Appell, Sie sollten sich bewegen, geht Ihnen möglicherweise zum einen Ohr hinein und zum anderen wieder hinaus. Im günstigen Fall deshalb, weil Sie sich – ob MarathonläuferIn oder nicht – ohnehin viel bewegen. Und Sie tun es nicht aus dem Grund, weil Sie heute schon an Ihr betagtes Alter denken, sondern weil Ihnen Bewegung Spaß macht. Oder weil sie einen wohltuenden Ausgleich schafft zu Ihrem stressigen Beruf, in dem Sie ohnehin viel zu viel sitzen müssen.

Deshalb kann es nur Wasser auf Ihre Mühlen sein, dass uns neuerdings Bewegung nicht nur der körperlichen Fitness wegen, sondern auch als *die* wirksame Schutzmaßnahme gegen ein Demenzrisiko im Alter dringend ans

Herz gelegt wird. Interessant, denken Sie womöglich: Demenz spielt sich doch im Gehirn ab, oder? Was hat da körperliche Aktivität zu suchen? Sie überlegen weiter: Wenn körperliche Bewegung, so wie es aussieht, eine derart wichtige Rolle auch fürs Gehirn spielt, dann kann das wieder einmal nur ein Beweis dafür sein, wie eng Körper, Gehirn und Psyche zusammengehören.

Der günstige Fall ist also der Mensch, der sich aus Freude oder als Ausgleich zur Arbeit ohnehin (halbwegs) regelmäßig bewegt. Für ihn ist speziell interessant zu erfahren, *welche Art* von Bewegung und *wieviel* davon – eben auch in Hinblick auf eine möglichst lange Aufrechterhaltung der geistigen Fitness – aufgrund der aktuellen wissenschaftlichen Erkenntnisse empfohlen werden. Interessant für ihn ist zudem das *Warum. Warum ist Bewegung nicht nur für den Körper unerlässlich, sondern ein derart wichtiger Schutz für Gehirn und Gedächtnis?* Unser Beitrag ist deshalb speziell darauf ausgerichtet, *Hintergründe* zu erhellen, die aus der neueren Hirn- und Demenzforschung stammen, und damit die *wesentlichen Zusammenhänge* zwischen *körperlicher* Aktivität und *geistiger* Leistungsfähigkeit und Gesundheit zu erklären.

8.2 Der ungünstige Fall: Bewegung ist mir zu mühsam!

Ganz besonders relevant ist die Frage nach dem *Warum sich bewegen* allerdings für den ungünstigen Fall. Dieser äußert sich darin, dass ausreichende Bewegung als *wesentlicher* Bestandteil für die Gesundheit einfach nicht ernst genommen wird. Und dieser ungünstige Fall kommt leider häufig genug vor – etwa in der aktuellen Version des oft zitierten Couch-Potatoe. Dessen sprichwörtliche Bewegungsunlust mag der Extremfall sein, aber erst vor Kurzem quasi vom Himmel gefallen ist sie nicht. Was erst vor Kurzem vom Himmel gefallen ist, sind die vermeintlichen Segnungen des elektronischen Zeitalters, wie etwa Spielkonsolen und der via Internet bestellte Pizza-Service, der bis (fast) an die Couch liefert.

Dieser Null-Bock auf Bewegung ist also nicht neu, sondern hat im Gegenteil eine lange Tradition. Er ist sozusagen ein nicht weit zurückliegendes *kollektives Erziehungsmuster*. Denn Tatsache ist, dass sich Bewegungsmangel und Bewegungsarmut *schon seit Jahrzehnten* äußerst negativ in den Gesundheitsdaten der Bevölkerung widerspiegeln – zumindest in unseren westlichen Breiten. Das Stichwort ist uns allen bekannt: *Zivilisations*krankheiten, auch *Wohlstands*erkrankungen genannt. Dazu zählt die Medizin bekanntlich in erster Linie Bluthochdruck, Diabetes, starkes Übergewicht und zu hohe Cholesterin- wie auch Blutfettwerte. Neu ist, dass man nun auch eine Reihe von schweren Beeinträchtigungen des Gehirns hinzuzählen muss, darunter auf jeden Fall die sogenannte *vaskuläre* (also die Blutgefäße betreffende) Demenz, samt Schlaganfällen und kleineren, oft unbemerkt bleibenden Infarkten im Gehirn. Allein diese vaskuläre Demenz macht mit circa 20 % immerhin ein Fünftel (!) der verschiedenen Demenzformen aus.

Bereits seit vielen Jahren, ja, Jahrzehnten, appellieren Mediziner und Gesundheitssysteme, wir mögen unseren allzu passiven und trägen Lebensstil umstellen. Aber womöglich waren diese Appelle bisher zu wenig gut untermauert von Studien und daher zu leise vorgetragen, denn genützt haben sie offensichtlich bis heute (trotz der Marathonläufe) nicht wirklich viel, wie Statistiken zur Gesundheit und zum Bewegungsverhalten der westlichen Bevölkerungen belegen. Vielleicht können daher die Aufrufe zu mehr Bewegung, die nun *zusätzlich* aus dem Bereich der Demenzprävention kommen, ein eben *zusätzlicher* Anreiz sein, dass sich endlich – breitenwirksam – etwas ändert. Allein aus diesem Grund: Wir wissen, dass wir mit immer *mehr* Lebensjahren rechnen dürfen. Deshalb ist uns auch klar, dass wir etwas tun sollten, damit wir diese uns zusätzlich geschenkte Lebenszeit möglichst gesund und selbstständig verbringen können. Die Erkenntnis aus zahlreichen Studien lautet: Es ist nie zu spät, sich durch körperliche Aktivität gegen ein Demenzrisiko zu schützen. Je früher man allerdings damit beginnt, umso besser (bei Bluthockdruck und Diabetes sind sogar die Jahre des *mittleren* Lebensabschnitts entscheidend – aber dazu später mehr).

Woran es hauptsächlich hapert, ist offenbar die Umsetzung, das Sich-Aufraffen-Können. Denn vom Kopf her weiß die Bevölkerung inzwischen recht gut Bescheid. Bei Befragungen stimmt meist sogar die *überwältigende* Mehrheit zu, dass Bewegung *sehr* oder *eher* wichtig ist für die Gesundheit! Zudem sind inzwischen viele Zusammenhänge klarer als früher. Etwa, dass Probleme am Bewegungsapparat heute weit weniger deshalb bestehen, weil der Patient sich berufsbedingt zu einseitig abgerackert hat, sondern weil das Gegenteil der Fall ist: Sein Stützapparat ist zu schwach! Sprich, seine *Muskeln* sind zu schwach ausgebildet, um ihre Aufgabe, nämlich das Skelett zu stützen und damit Gelenke und Bandscheiben zu schonen, erfüllen zu können.

Warum also, wenn unser Kopf es angeblich ohnehin weiß, bewegen sich viele von uns dennoch so wenig? Etwa, weil derselbe Kopf Zeit braucht umzulernen? Denn in diesem ist nun einmal eher das Gegenteil verankert: nämlich, dass Bewegung seit jeher weniger ein Segen sondern eher ein

Fluch gewesen ist! Das ist eine enorme *geistige Blockade!* Und jeder Appell an die Vernunft verhallt ungehört, solange diese mentale Hürde nicht übersprungen ist.

8.3 Denkblockade 1: Im Schweiße deines Angesichts...

Aussage: *Ich würde den Weg in die Arbeit ja gerne joggend oder per Fahrrad zurücklegen, aber im Büro gibt es keine Duschen, und ich will nicht den ganzen Tag nach Schweiß riechen.*

Stimmt insofern, als eine erste Forderung diese wäre, dass in den Unternehmen endlich *Duschen* für ihre Mitarbeiter eingerichtet werden!

Stimmt auch insofern, als wir heute nur ja nicht nach Schweiß riechen wollen (dabei, Achtung: *Sport*schweiß wird gar nicht als so unangenehm empfunden, weil die schnüffelnde Nase aus ihm die Stärke der Immunabwehr der schwitzenden Person herausriecht, und diese erschnüffelte Immunabwehr spielt bei der Partnerwahl unbewusst eine große Rolle! – Als unangenehm wird vor allem *Stress*schweiß empfunden, weil dieser unser eigenes Angstzentrum, die sogenannte Amygdala, in eine gewisse Unruhe versetzt).

Weil wir im Normalfall auf keinen Fall nach Schweiß *riechen* wollen, verwenden wir nicht nur eifrig Deos und Parfums, sondern schütten gleich das Kind mit dem Bade aus, und wollen erst gar nicht ins *Schwitzen kommen.* Bewegung ist aber mit Schwitzen verbunden. Und soll sie einen Sinn machen, sollte sie uns auch, zumindest kurzfristig, in ein zumindest *leichtes* Schwitzen bringen! Weil aber Schwitzen eben verpönt ist, ist auch Bewegung, die uns *öffentlich* ins Schwitzen bringt, verpönt. Aber dass in unseren modernen Zeiten das Schwitzen (und damit indirekt die Bewegung) einen derart schlechten Ruf genießt, hat möglicherweise einen tieferliegenden Grund als bloß den des ästhetischen Wohlgeruchs.

Dieser Grund lautet: Schwitzen und Bewegung sind in unseren Gehirnen immer noch ganz eng mit *Arbeit* verknüpft. Und zwar mit *körperlicher Schufterei, mit einem Sich-Abrackern,* solange bis womöglich Kreuz und Gelenke endgültig *kaputt* sind. Nicht umsonst und zu Recht mussten sich Arbeiter oft zeitiger in die Pension verabschieden. Denn ohnehin schlug sich die jahrzehntelange körperliche Belastung in einer deutlich geringeren Lebenserwartung nieder. Und dass jemand, der ohnehin körperlich schuftete, nicht auf die Idee kam, sich auch noch in seiner Freizeit sportlich zu betätigen, ist naheliegend (auch wenn hier erst recht ein Programm zum *Ausgleichen* der einseitigen körperlichen Abnutzung oft sinnvoll gewesen wäre). Der allmähliche (und doch rasante) Wandel von einer Industriegesellschaft mit einem Heer von Arbeitern hin zu einer Dienstleistungsgesellschaft mit feinen, gepflegten Händen tat sein Übriges: Gar Schwielen und Schrunden an den Händen? Danke nein! Denn abgearbeitete Hände deuteten zudem auf einen meist schlechter bezahlten Beruf hin, mit weniger sozialen Privilegien (etwa Urlaubsanspruch) – man wollte Angestellter sein, und nicht Arbeiter.

So wie Adelige der vergangenen Jahrhunderte ihre weiße, von der Sonne unbefleckte Haut als Markenzeichen ihres privilegierten Daseins vor sich hertrugen, entwickelte sich in den Schichten darunter das *Nicht*-Schwitzen zum *Statussymbol*, ähnlich wie nach dem Krieg das schicke Auto oder das Wochenendhaus. Nicht umsonst gerieten mit körperlicher Anstrengung verbundene Lehrberufe in Misskredit, und man begann, die Gymnasien zu stürmen, die *höhere Geistesbildung* wurde zum heißersehnten Ziel. Hierbei fällt auf, dass bis heute niemand etwas gegen *geistige Anstrengung* einzuwenden hat, im Gegenteil. Hier fragt kaum einer nach, ob nicht auch diese gesundheitsschädlich sein kann. Stundenlang stillsitzen, weil man büffelt, bis das Hirn raucht, und in den Schulen Turnstunden zu minimieren zugunsten „wichtiger" Fächer, wurde normal.

Zudem war man, was körperliche *Ertüchtigung* betraf, vorsichtig geworden. Denn da war der nicht zu unterschätzende, bittere Nachgeschmack aus der Vorkriegszeit. Da hatte vor allem das Hitler-Regime die diversen, dem Sport huldigenden Kinder- und Jugendorganisationen als perfides Vehikel missbraucht, um die Heranwachsenden mit faschistischem Gedankengut regelrecht zu infizieren!

8.4 Evolutionäres Paradoxon: Motilität versus Mobilität

Es gibt einen wissenschaftlichen Zweig namens Evolutions*psychologie*. Dieser Zweig beschäftigt sich klarerweise damit, wie unsere Psyche sich im Lauf der Evolution verändert hat. Und gerade aus ihrer Sicht ist unsere heutige Lage tatsächlich ziemlich verzwickt. Aus ihrer Sicht sind wir nämlich zu Recht hin- und hergerissen. Warum? Weil da tatsächlich ein Paradoxon besteht:

In sehr weit zurückliegenden Äonen hat sich die Evolution gehörig abgestrampelt, damit ihre Schützlinge, wir Lebewesen, die Fähigkeit ausbilden, sich selbsttätig bewegen und *fort*bewegen zu können. Diese Fähigkeit nennt man übrigens nicht Mo**b**ilität, wie dies etwa beim Autofahren der Fall ist, sondern Mo**t**ilität. Diese Sehnsucht, endlich mo**t**il zu werden, war am Anfang der Erdgeschichte nur allzu verständlich. Als primitive Lebewesen waren wir es vermutlich leid, ständig von der Gunst von Strömungen und Winden abhängig zu sein. Ob diese uns zufällig Nahrung in unser Mundloch schwemmen oder eben auch nicht. Wir wollten also endlich *selbst* bestimmen, wo wir Nahrung, Unterschlupf und sichere Fortpflanzungsplätze suchen. Diese Sehnsucht hat im Tierreich ein wahres Feuerwerk an genialen Einfällen ausgelöst und Behelfe ausgebildet, die wir heute meist Gliedmaßen nennen. Vom Pantoffeltierchen, das seine *einzige* Zelle mit Hilfe eines Kranzes aus hunderten Wimpern fortbewegt, über die Ringmuskeln, mit denen sich der Wurm vorwärts schiebt, bis hin zu Flügeln, Ruderschwänzen, Flossen und Beinen. Kreuchen, Fleuchen, Fliegen, Schwimmen, Gehen und Rennen war angesagt. Der Mensch hat es übrigens, um sich zu bewegen *und* fortzubewegen, auf stattliche 656 Muskeln geschafft.

Andererseits ist diese Motilität immer mit viel Anstrengung verbunden gewesen. Sie fraß und frisst Energie. Man denke an die vielen Kilometer, die ein Jäger und Sammler auf der Suche nach Nahrung zurücklegen musste. Dabei halten ihn die meisten Evolutionsforscher noch für einen Glückspilz. Denn so wirklich mühsam wurde es paradoxerweise erst, als sich der Mensch *sess*haft machte. Da erst begannen die wahre Plackerei und das wahre Schuften, denn Bewegung war fortan verbunden mit Tätigkeiten (etwa stundenlanges Bücken beim Kartoffelgraben), für die der menschliche Körper nur recht unzulänglich entworfen ist. Interessant ist, dass manche Forscher in der Bibelgeschichte von der Vertreibung Adams und Evas aus dem Paradies genau diese Sesshaftwerdung des Menschen gespiegelt sehen. *Fortan sollst du im Schweiße deines Angesichts …* war keineswegs eine Segnung Gottes, sondern das Gegenteil: eine Verfluchung!

Kein Wunder also, dass seither unseren Gehirnen der Begriff Bewegung als ein wahres Übel eingeprägt ist. Und daher auch kein Wunder, dass die Menschheit seit ihrem Rausschmiss aus dem Paradies eine Sehnsucht entwickelte, die jener der ersten Urformen des Lebens diametral entgegenstand: nämlich, nicht alles aus eigener Muskelkraft heben, stemmen, hieven, schleppen, ziehen und schieben zu müssen und nicht jede Wegstrecke mühsam zu Fuß zurücklegen zu müssen. Dazu musste der Mensch Werkzeuge und Fortbewegungsmittel erfinden, er musste sein Gehirn ordentlich anstrengen, das sich eben auch aufgrund dieser Herausforderungen immer höher entwickelte! Es war eine Heldenleistung des Menschen, dass wir heute *stehen,* wo wir stehen (buchstäblich). Wir haben sozusagen den schweren *Marsch* durch die Evolution abgeschlossen, indem wir uns nicht mehr als minimal notwendig bewegen, sondern uns bewegen *lassen!* Wie sie auch immer heißen, die Kräfte, die wir uns nutzbar gemacht haben, ob Pferdestärken, Dampf, Elektrizität oder Erdöl. Wir sind mechanisiert, motorisiert, automatisiert und seit Kurzem robotisiert.

In einem Zeitraum, der evolutionsgeschichtlich nicht einmal für den Ansatz zu einem Wimpernschlag ausreichen würde, hat der Mensch seinen großartigen Traum verwirklicht: Er hat seine Motilität gegen Mobilität getauscht (was so ein „t" gegen ein „b" ausmacht)! Und er hat sich mit dem Ende der körperlichen Plackerei ja unbestritten gesundheitlich unendlich viel Gutes getan! Aber jetzt, nach nur ein paar Jahrzehnten, in denen er seine Befreiung von der Eigenbewegung feiern durfte, sollte es schon wieder verkehrt herum sein! Wie bitte? Jetzt sollte sich der Mensch seiner Gesundheit *zuliebe* doch wieder *weit mehr* plagen! Das ist denn doch verwirrend! Wie also ein Evolutionspsychologe sagen würde: Kein Wunder, dass wir noch nicht gelernt haben, umzugehen mit diesem Paradoxon. Kein Wunder, dass unser Herz noch immer für die Motorisierung schlägt, und nicht für die Bewegung aus eigener Kraft!

Unser Ausflug in die Evolutionspsychologie war nicht nur eine Gedankenspielerei, sondern zeigt, dass unsere Abneigung gegen Bewegung ihre berechtigten Gründe hat. Und diese Abneigung ist auch eine Angelegenheit des *kollektiven* Gedächtnisses. Wir sind beispielsweise schockiert, wenn wir Filme über die Sklaverei sehen. Wir können gar nicht anders als zu sagen, *wie die Tiere* ließ man die Sklaven schuften. Wenn also in den vergangenen Jahrzehnten die Appelle seitens der Mediziner so sehr verpufften, dann lag das nicht nur am Rausch, den die Motorisierung auslöste. Lag nicht nur daran, dass in die Haushalte nützliche Geräte und Maschinen einzogen, und so gut wie jede Familie sich ein Auto leisten konnte. Sich nicht mehr als notwendig anstrengen zu müssen, war und ist auch eine Art Befreiungsschlag gewesen. Dass wir allerdings dank erheblicher Wohlstandsmehrung an weitaus *kalorienreicher* gedeckten Tischen als früher sitzen, freut zwar das kollektive Bewusstsein, trat aber in Hinblick auf unsere Gesundheit als ein weiterer, katastrophal ungünstiger Faktor hinzu.

Heute wird (endlich) Alarm geschlagen. Und vor Augen hat man das Klischeebild des Couch-Potatoe, des adipösen Jugendlichen, der Junk-Food in sich hineinschlingt nebst dem schwer zuckerhaltigen Getränk, natürlich gleich aus dem XXL-Becher, und schon in seinen jungen Jahren am *Alters*diabetes (Diabetes Typ II) leidet. Hat man dieses Bild vor Augen, mag es so aussehen, als wäre der Zusammenhang zwischen Bewegungsmangel und

Wohlstandserkrankungen ein erst recht junges Phänomen. In Wahrheit hat es eine jahrzehntelange Vorgeschichte. Nur galt es noch vor ein paar Jahrzehnten als Frechheit, gegen Damen, die zum Nachmittagskaffee gleich zwei üppige Tortenstücke in sich hineinschaufelten, tadelnd den Zeigefinger zu erheben. Heute passiert es nicht selten, dass der Arzt einem Patienten, einer Patientin auf den Kopf zusagt, dass er/sie *fettleibig* ist. Was für eine Empörung hätte das damals ausgelöst. Denn man war bloß *mollig* oder gar nur *vollschlank!* Wobei gerade der Ausdruck *vollschlank* eine fast perverse Wortkreation ist, die beweist, wie sehr es darum ging, eine gesundheitsgefährdende Tatsache zu bagatellisieren und zu verleugnen (nur, wie gesagt, die Medizin weiß heute viel besser Bescheid über die Zusammenhänge zwischen Körpergewicht und bestimmten fatalen Krankheitsfolgen).

Aber die Frage, die sich endlich beantwortet haben möchte, ist diese: Wieviel Bewegung braucht er nun tatsächlich, der Mensch? Nur diese Frage ist, wie wir noch zeigen, gar nicht so einfach zu beantworten, obwohl es heute ganz einfache Empfehlungen gibt, etwa die klipp und klar formulierten 150 min Bewegung mittlerer Intensität pro Woche, wie sie von der Weltgesundheitsorganisation (WHO) vorgeschlagen wird *(dazu später mehr)*. Denn 150 min pro Woche hin oder her, selbstverständlich steht – wie wir oft aus eigener leidvoller Erfahrung wissen – das Ausmaß an Bewegung, das wir brauchen, in einem direkt proportionalen Verhältnis zu eben den leidigen Kalorien, die wir zu uns nehmen, wobei es überdies auch noch darauf ankommt, aus welcher Art Lebensmittel wir diese Kalorien beziehen (heißt Kalorie ist *nicht* gleich Kalorie).

8.5 Denkblockade 2: Übergewicht – Aber wenn's doch so gut schmeckt!

Wir haben unsere Bewegungstour beim Wiener Marathon und dem grantig hingeworfenen Bewegn's Ihna! begonnen, und unser soeben absolvierter Ausflug in die Evolutionspsychologie führt uns fast zwangsläufig in die unweite Wachau, dorthin, wo man die legendäre Venus von Willendorf gefunden hat: 11 cm groß, 30.000 Jahre alt, 1908 entdeckt; eine vollplastische, unbekleidete, beleibte Frauenfigur, zuweilen zärtlich als *die Ikone der Weiblichkeit* bezeichnet. Ihr Bauchumfang ist aber derart üppig, dass sie wohl zu keiner Zeit als bloß *mollig* oder *vollschlank* durchgegangen wäre.

Die üppigen Maße der Venus von Willendorf spuken, das sollten wir nicht vergessen, noch immer in unseren Genen herum! Weibliche

Leibesfülle wurde in der Evolution nicht als Gesundheitsrisiko, sondern im Gegenteil als Überlebensgarantie angesehen. Die Maße 90-60-90 sind erst seit ganz kurzer Zeit angesagt. Fettsucht, wörtlich als *Suche nach Fett* verstanden, ist uns angeboren. Das Verschmähen von kalorienarmem Gemüse, wenn uns gleichzeitig stark fett-, protein- und kohlenhydrathaltige Nahrung zur Verfügung steht, ist nicht nur mangelnde Selbstbeherrschung, sondern ein instinktiver Antrieb. Das genetische Bedürfnis, dass wir uns in guten Zeiten Fettreserven anessen, damit wir in der Not davon zehren können, steuert uns unbewusst bis heute. Und dieses Bedürfnis war auch über Jahrtausende bis herauf zum Ende des Zweiten Weltkriegs auch „vernünftig“! Wir können uns, evolutionär gesehen, erst seit ganz, ganz kurzer Zeit halbwegs in der Sicherheit wiegen, dass keine Notzeit, in der wir Hunger leiden müssten, bevorsteht. Man kann also die letzten Jahrzehnte auch so sehen, dass das kollektive Gedächtnis seine Zeit brauchte, um umzuschalten vom Modus der Vorbereitung auf womöglich wieder schlechtere Zeiten auf den Modus: Hoppla, wir essen zu viel, und das in Zeiten, wo wir uns immer weniger zu bewegen brauchen.

Aber auch der Zusammenhang zwischen zu vielen Kalorien und zu wenig Bewegung hat erst zeitverzögert eingesetzt. Dass wir uns vielleicht auch mehr bewegen sollten, ist uns in den 60- bis 80er-Jahren ja erst so richtig aufgefallen, weil wir uns mehr und mehr mit Diäten herumzuschlagen begannen und frustriert feststellten, dass diese Hungerkuren kaum etwas nützten. Und weil Jahr um Jahr verging und die hungernden Frauen statt schlanker immer dicker wurden, entdeckten die entsprechenden Frauenmagazine dann doch allmählich, man könnte ja das Abnehmen durch ein Mehr an Bewegung unterstützen.

Der Fokus lag also zunächst auf der Entdeckung, wir essen zu viel. Wir nehmen täglich eine Menge an Kalorien zu uns, die wir nie und nimmer (ver-)brauchen! In Bezug auf den Bewegungsmangel war da aber bereits eine Negativspirale in Gang gesetzt: Denn klar, je mehr Kilos sich um Hüften und Bauch und sonst wo bereits angesammelt hatten, umso frustrierender die Bewegung. Logisch: Je mehr Kilos einen steileren Hang hinaufgeschleppt werden müssen, umso mehr wird der Hang zu einem unbezwingbaren Berg. Die Motivation, überhaupt den Rucksack aus dem Schrank zu holen und ihn zuerst einmal nur bereitzulegen, tendiert dann immer mehr gegen Null!

Gerade für die Hausärzte in den 1950- bis 1990er Jahren (grob gesprochen) tat sich da eine Zwickmühle auf. Sie hätten auf die übergewichtigen Patienten mehr einwirken sollen, aber andererseits war Milde angebracht. Ein sensibles Thema, bei dem viel Fingerspitzengefühl angebracht war: Denn doch höchst verständlich, dass jene Generationen, die aus den Entbehrungen der Vorkriegs- und Kriegszeit kamen, sich endlich sattessen wollten! Ja, sogar verständlich, dass sie über die Sattheit hinaus essen wollten. Denn noch dazu waren allmählich Leckereien auf den Tisch gekommen, von denen sie Jahre zuvor nicht einmal zu träumen gewagt hatten. Da musste man sich doch durchkosten! Nicht nur ein Auto konnte man sich nun dank Wirtschaftswunder leisten, sondern auch den einen oder anderen Restaurantbesuch (wie das klang – Restaurant!), und jedenfalls den Besuch einer der vielen Konditoreien. Der kleine Lebensmittelladen nebenan wurde allmählich vom Supermarkt verdrängt, einfach weil das immer riesiger werdende Sortiment an Lebensmitteln den Laden gesprengt hätte (angesichts des riesigen Sortiments in den heutigen Supermärkten nimmt sich ein Supermarkt aus den 80er-Jahren wiederum schier lächerlich aus!).

Hinzu waren die Segnungen der Haushaltsgeräte gekommen. Man übersah damit häufig, dass man als Hausfrau nun ja auch nicht mehr so schwer arbeitete wie früher! Man sparte sich das mühsame händische Wäschewaschen, das händische Schrubben der Fußböden, um nur zwei Beispiele zu nennen.

8.6 Schlankheitswahn verwandelt sich in Fitness-Begeisterung

Die Bevölkerung wurde also – insgesamt gesehen – immer dicker und dicker und gleichzeitig brach über sie wie aus heiterem Himmel der *Schlankheitswahn* herein, wobei es höchst bezeichnend ist, dass man die Sehnsucht nach einer schlankeren Figur einen *Wahn* nannte (und woher kam eigentlich diese später legendäre Twiggy, die wie aus dem Nichts aufgetaucht war mit ihrem *dürren Gestell, so dürr, dass man gar nicht hinschauen mochte?*- so die Meinung vieler „gestandener" Männer). Jedenfalls war da bald etwas im Gang, was man fast schon als einen Krieg bezeichnen kann – ein diesmal weiblicher Krieg zwischen Müttern einerseits (*An einer Frau muss ja schon was dran sein* – wenn auch nicht ganz so viel wie an der Venus von Willendorf) und andererseits den Töchtern, die partout nicht mehr das essen wollten, was auf den Tisch kam, weil die mütterliche Kost ihrer Meinung nach nur eines machte: fett und immer fetter.

Mütter und Töchter verunsicherten sich gegenseitig. Und es ist gar nicht so lustig, dass sich dieser „Krieg" bei vielen Frauen ins Innere verlagerte.

Dicksein begann nun ordentlich am Selbstbewusstsein zu nagen – vornehmlich bei den Frauen. Die Männer blieben meist ja außen vor, bei denen beschwerte sich kaum jemand über die Bauchkugel – dabei waren sie die eher Herzinfarktgefährdeten! Dieser Krieg bestand auch zwischen den *Frauen*zeitschriften. Man buhlte um die Leserin, indem man ihr die superneue und allerwirksamste Diät anpries. Erst viel später begriff man, welchen Schaden diese meist viel zu einseitigen Diäten, allein über den Jo-Jo-Effekt, anrichteten. Es war ein frustrierendes Auf und Ab zwischen abmagern und zunehmen und wieder abmagern und noch mehr zunehmen … denn selten wurden diese Diäten und Hungerkuren in Absprache mit dem Hausarzt durchgeführt, weil es dabei immer noch nicht um die Gesundheit ging, sondern „bloß" ums Optische, ums attraktive Äußere ging es.

Mehr Bewegung und Sport zu machen, wurde also zunächst in vielen Fällen aus purer Verzweiflung über das eigene Körpergewicht (wieder)-entdeckt. Natürlich hat es zu jeder Zeit eine sport- und körperbewusste (Ober-)-Schicht gegeben. Aber im Schnitt der Allgemeinbevölkerung gesehen, verfiel man/frau auf ein Mehr an Bewegung als Fettverbrenner, um damit den Erfolg einer Diät besser und länger abzusichern! Bewegung war aber damit noch immer nicht per se als Gesundheitsfaktor (an-)erkannt, sondern wurde bloß als quasi notwendiges Übel, als ein lästiges Anhängsel an den Alltag in Kauf genommen, um das Gewicht zu reduzieren und hoffentlich zu halten.

Es mag so aussehen, als würden wir hier etwas bösartig auf den 60er-bis 80/90er-Jahren mit ihren damaligen Lebensgewohnheiten herumhacken – nein! Es geht uns darum, die Aufmerksamkeit zu schärfen dafür, dass man, was den Grad an Bewegungs*unlust* bzw. Bewegungs*hunger* betrifft, die Generationen nicht über einen Kamm scheren darf. Nehmen wir etwa das Jahr 1960: Wer damals *jung* und dabei war, eine Familie zu gründen, ist heute zwischen 80 und 90 Jahre alt (also ungefähr im Alter, die statistische Lebenserwartung zu überschreiten). Viele Angehörige dieser nun hochbetagten Generationen waren über Jahrzehnte kaum zu einer ausreichenden, *freiwilligen* Bewegung zu motivieren.

Wer rund um 1960 erst *geboren* wurde, ist heute dabei in Pension zu gehen (und er/sie gehört – worauf wir bereits hingewiesen haben – zu den Baby-Boomern, also zu jenen geburtsstarken Jahrgängen, die zwischen ca. 1955 bis 1970 angesiedelt werden). Wie unterschiedlich sind allein die Lebensgewohnheiten zwischen den Menschen, die um 1960 ihre ersten Kinder bekamen, und eben jenen Kindern selber? Wie positiv also wird sich eine im Lauf der letzten Jahrzehnte denn doch – zumindest in den einkommensstärkeren und eher bildungsnahen Schichten – zunehmend feststellbare „Sportlichkeit" und ein stärkeres Körperbewusstsein auswirken auf künftige Demenzzahlen? Und gerade weil heute in Bezug auf Alzheimer und andere Demenzen auch viel Panikmache betrieben wird, ist es wichtig, das Bewegungsverhalten der jeweiligen Generationen differenziert zu betrachten.

Deshalb ist eine Bestandsaufnahme der damaligen so oft unsportlichen Gepflogenheiten keine Bösartigkeit, sondern wichtig! Weil sie vielen der aktuell Hochbetagten nachhängen! Wir können mit einigem guten Grund von der Annahme ausgehen, dass es, sagen wir ab den 80er-Jahren, mit der Freude an Bewegung mehr oder weniger steil nach oben ging – man denke an den Kultstatus einer Jane Fonda als *die* TV-Aerobic-Vorturnerin oder an Arnold Schwarzenegger und die Kraftkammerln, die sich seine jugendlichen Fans der Reihe nach einrichteten (und sich nicht selten erst recht das Kreuz ruinierten). Andererseits sammelten (Stichwort 68er und Hippiebewegung) viele Vertreter dieser jugendlichen Generation oft recht bedenkenlos Erfahrungen mit diversen Drogen und lebten alles andere als sportlich.

Aber auch wenn dieser vorherige Einwand gelten mag: Was war die breite (zwar eher männliche) Masse nicht sportbegeistert, vor allem was den Fußball, das Schifahren, die Formel 1 und etwas später das Tennis betraf – sowohl in Deutschland als auch in Österreich stammen nicht zufällig so einige „Nationalhelden" aus dem Sport. Und wir ersparen uns die oft vorgebrachte, spöttische Bemerkung, die Sportbegeisterung hätte sich vor allem passiv, nämlich auf der Couch vor dem TV-Gerät abgespielt, denn das stimmt so nicht. Es gäbe die heute bis ans Limit ausgebaute Wintersport-Industrie nicht und es gab Zeiten, da war das Land fast flächendeckend mit Tennisplätzen überzogen. Nur: Eine Woche Schiurlaub musste man sich auch leisten können (und was ist *eine* Woche von insgesamt 52 im Jahr?), ebenso die Mitgliedschaft im Tennisclub!

Sie merken, worauf wir hinauswollen: Betrachtet man die Kindheits-Jugend- und frühe Erwachsenenzeit der heutigen 50+ Generation, dann war da durchaus Sportbegeisterung vorhanden, allerdings ging (abgesehen vom Fußball) der Trend eindeutig in Richtung von Sportarten, die ins Geld gingen, vor allem auch deshalb, weil da – Stichwort Babyboomer – nicht ein bis zwei Kinder vorhanden waren, sondern drei, vier oder fünf (die z. B. sukzessiv für ihre Schulschikurse ausgerüstet werden wollten).

Wir reiten auf den Generationsunterschieden bei der persönlichen Einstellung zu körperlicher Bewegung, zu Sport und Ernährung auch deshalb so sehr herum, weil wir wissen, wie schwer einerseits in der Kindheit eintrainierte „schlechte" Verhaltensweisen im späteren Leben wieder wegzubekommen sind, und wie förderlich es andererseits ist, wenn man eben bereits in der Kindheit „angesteckt" wird, etwa von allseits verehrten Sportidolen. Das galt für die zweite Hälfte des vorigen Jahrhunderts und das gilt heute für die Generation, die unter dem starken Einfluss von Video- und Computerspielen aufwächst, genauso.

Wir reden daher auch von Denkblockaden. Denn wenn heute gerade die 50+ Generation (als Babyboomer) mehr als jede Generation zuvor gefordert ist, den Appell, mehr Eigenverantwortung für ihr betagtes Alter zu übernehmen, also Bewegung und körperliche Aktivität tatsächlich ernst zu nehmen und auch tatsächlich umzusetzen, dann bringt sie gar keine so schlechten Voraussetzungen mit! Sie kann etwas anfangen mit den Begriffen der *mentalen Einstellung* und der *Selbstmotivation,* weil ihr dies, z. B. von ihren ehemaligen Sportidolen, vorgelebt wurde! Wie fragwürdig der Spitzensport sich in mancher Hinsicht auch entwickelt hat, man bewundert immer noch die Hartnäckigkeit, die Disziplin und das Durchhaltevermögen seiner Vertreter. Aktuell erfährt zum Beispiel das Wandern einen neuen Boom. Anstatt eines gemächlichen Verdauungsspaziergangs zieht es viele Senioren heute verstärkt hinaus in die Landschaft, in die Hügel, in die Berge. Man will sich auch anstrengen! Und sich einen Berg hinaufzu*quälen,* wird oft gern in Kauf genommen, denn am Ende wartet ja in der Gestalt des erreichten Gipfels die Belohnung. Und die vielleicht noch größere Belohnung ist, dass man *durchgehalten* hat. Das schafft Selbstvertrauen und ermutigt zu neuen Wagnissen!

So besehen, werden manche womöglich gar enttäuscht sein von den „läppischen" 150 min körperliche Aktivität – pro Woche! Wir werden später detaillierter auf diese WHO-Empfehlung eingehen, vorläufig wollen wir das Augenmerk darauf lenken, dass tatsächlich der Begriff *körperliche Aktivität* gebraucht wird, also nicht einmal der Ausdruck *Bewegung* oder gar *Sport.* Und dies ist auch deshalb wichtig, weil wir vor lauter *Sport*begeisterung möglicherweise gern vergessen, dass körperliche Aktivität quasi auch (fast) gratis und ohne großartigen Anfahrtsaufwand zu haben ist – Also diese mentale Blockade abreißen: Bewegung *kostet!* Und rechtzeitig darauf achten, dass man Bewegung, die sich aus dem Alltag ergibt, schätzen lernt. Es mag ein wenig lächerlich klingen: Aber man kann auch z. B. das Fensterputzen als ein Muskeltraining für Arme, Schultern und Oberkörper sehen und damit womöglich sogar „genießen".

Achtung

Unsere psychische Verfassung spielt bei der Entwicklung einer Demenz (insbesondere Alzheimer) eine viel größere Rolle als bisher angenommen. Insbesondere bei (unbehandelt gebliebenen) Depressionen. Natürlich ist es, je nach Schweregrad der Depression, meist ratsam, diese (vorübergehend oder dauerhaft) medikamentös zu behandeln. Nachgewiesen ist aber auch der stark positive Effekt, den Bewegung bei Depression hat. Allerdings ist es natürlich gerade im depressiven Zustand zunächst schwer, sich zu einer vermehrten körperlichen Aktivität aufzuraffen. Depressive Menschen brauchen daher oft Unterstützung durch Personen, denen sie vertrauen. Leider wehren sich aktuell (hoch-)betagte Menschen nicht selten gegen die Diagnose einer *psychischen* Erkrankung. Frauen sind übrigens 3× (!) so häufig von Depressionen betroffen wie Männer (deren Ausweg ist vermehrt: Suizid).

Apropos Männer: Am erstaunlichsten in diesem Zusammenhang ist eigentlich die jahrzehntelange (scheinbare?) Unempfindlichkeit der Männer, wenn es um ihr Körpergewicht ging. Während Frauen sich millionenfach mit diversen Hungerkuren abquälten, berührte das Thema Männer kaum. Auch daran lässt sich eines erkennen: Die Problematik Übergewicht und Bewegungsmangel hatte in den vergangenen Jahrzehnten zunächst viel stärker etwas zu tun mit dem Selbstwertgefühl, das man über sein (attraktives) Aussehen bezog, als mit dem Bewusstsein, dass man damit seiner Gesundheit schadet! Dabei ist es bis heute so: Es sind mehr Männer übergewichtig als Frauen! Das mag man auf den ersten Blick kaum glauben – was wiederum beweist, dass vieles eine Frage der Wahrnehmung ist – Frauen reden einfach weit mehr darüber als Männer, sie *exponieren* sozusagen ihr Übergewicht, während Männer es mehr oder minder geschickt verstecken (Nach dem Motto: Hemd aus der Hose und lose getragen, dann merkt man den Bauch nicht so sehr).

Mit dem heutigen Missverhältnis zwischen ungesunder Nahrungsaufnahme und zu wenig Bewegung, die sie zum Teil wettmachen könnte, kommt übrigens eine wahre Seuche auf uns zu (bzw. ist schon eingetroffen): Diabetes II (Altersdiabetes), an dem inzwischen viele junge Menschen schon leiden. Diabetes stellt nicht nur eine schwere Beeinträchtigung schon in jüngeren Lebensjahren dar, sondern der Diabetiker hat leider sehr gute Chancen, irgendwann und relativ früh eine Demenz zu entwickeln!

8.7 Denkblockade 3: Das Pulverl wird's schon richten…

Die möglicherweise wichtigste Errungenschaft unserer menschlichen Erfolgsgeschichte ist unsere Medizin. Unendlich dankbar müssen wir eigentlich sein, für die vielen Segnungen, die sie uns beschert hat. Aber: Wenn es um die Bekämpfung unserer *Wohlstands*krankheiten geht und ging, hat sie sich psychologisch möglicherweise auch als Pferdefuß erwiesen. Rasend schnell gewöhnten wir uns daran, dass eigentlich (oft) vermeidbare Phänomene wie Bluthochdruck, Diabetes, zu viel Cholesterin recht mühelos medizinisch behandelbar geworden waren. Man brauchte fortan gar nicht darauf achten, diese Erkrankungen – etwa durch ausreichend Bewegung – von vornherein zu vermeiden, denn es gab ohnehin eine Pille dagegen! Man ging zum Arzt und ließ sich ein Medikament verschreiben (ein *Pulverl,* wie das in Österreich die älteren Semester liebevoll nennen). Medikamente wurden ungemein reizvoll, denn sie waren erstens der weitaus bequemere Weg und zweitens die *modernere* Variante.

Der Spruch „Vorbeugen ist besser als heilen" war flugs out, altmodisch. Denn er ließ sich fantastisch in sein Gegenteil verkehren, also „Wozu vorbeugen, wenn Heilung eh so einfach ist?" Darin lag aber ein gewaltiger Denkfehler, den man sehr lange sehr gerne übersah: dass nämlich alle diese Medikamente gegen unsere typischen Zivilisationskrankheiten in den seltensten Fällen *heilen,* sondern die Erkrankung nur in Schach halten! Natürlich wäre es verantwortungslos, gegen Bluthochdruck kein Medikament zu geben und ausschließlich auf Vorbeugung zu setzen. Aber die Mentalität des Tabletten-Schluckens (gegen alles und jedes) wirkte und wirkt sich bis heute ungünstig aus, denn sie verleitet zu Passivität und vor allem verleitet sie dazu, sich in einer falschen Sicherheit zu wiegen. *Vorbeugen* wurde in den letzten Jahrzehnten tatsächlich immer mehr zu etwas Verstaubtem, zum Schnee von gestern. Denn Vorbeugen hätte bedeutet, dass man etwas an seinem neu gewonnenen Lebensstil umstellen hätte müssen. Aber, wie gesagt, warum sich dieser Mühe unterziehen, wenn es offenbar ohnehin reichte, ein Pulverl zu schlucken?

Psychologisch wichtig kam hinzu, dass man ja trotz der Wohlstandserkrankungen – gesamtgesellschaftlich gesehen – *immer älter* wurde! Auch wenn das in so manchem Einzelfall nicht stimmte, etwa ein Raucher eben nicht alt wurde, weil er an den Folgen seines Tabakkonsums frühzeitig verstarb, war es dennoch verführerisch, sich an das Gesamtbild zu halten. Und dieses sah unbestritten wunderbar aus: Die Lebenserwartung stieg und stieg, jedes Jahr ein neuerlicher Zuwachs, keinmal irgendein Einbruch oder Rückschlag.

Es liegt uns fern zu behaupten, dass alle diese – nur in Schach gehaltenen – Zivilisationskrankheiten sich später, im höheren Alter, insofern rächen, als sie immer *direkt* in die Demenz führen würden. Nein. Denn außer bei den vaskulären Demenzen (aber immerhin mit einem Anteil von stolzen 20 % an den Demenzen!) ist ein direkter kausaler Zusammenhang nicht so einfach nachweisbar. Und solange kein ganz eindeutiger Alzheimer-Verursacher gefunden ist (was möglicherweise ähnlich wie bei Krebs nie passieren wird – aber man soll niemals nie sagen!), müssen Demenzforscher und Mediziner vorsichtig sein mit ihren Aussagen.

Was allerdings eindeutig auffällt, ist das eine: Es sind, ob bei den Zivilisationskrankheiten oder ob bei der Alzheimer-Demenz, weitgehend *dieselben Risikofaktoren,* die eine gewichtige Rolle spielen (eben: ungesunde Ernährung, Bewegungsmangel, Stress, Depressionen, soziale Vereinsamung)! Eine Fülle von inzwischen abgeschlossenen Studienreihen belegt das.

9

Teufelskreis Inaktivität

Ernestine Leutgeb

9.1 Die kleinen Teufelskreise summieren sich

Es ist wichtig, es noch einmal festzuhalten: So gut wie alle Zivilisationskrankheiten werden *ursächlich* mit zu wenig körperlicher Bewegung bei einer gleichzeitig ungesunden Ernährung in Zusammenhang gebracht. Es geht um kleine, oft kaum wahrgenommene Teufelskreise, die sich immer weiter aufbauen. Beispiel Übergewicht: Ich leide letztendlich an Übergewicht, weil ich laufend, über viele Jahre hinweg, mehr (und noch dazu ungesunde) Nahrung zu mir genommen habe, als ich verbrennen konnte. Mehr verbrennen hätte ich können durch ausreichende körperliche Aktivität. Jetzt, wo die Kilos einmal angesetzt sind, ist aber meine Lust mich zu bewegen immer geringer geworden.

Weiteres Beispiel: Meine Arbeit bedeutet viel, viel Sitzen. Zudem mache ich einiges an Überstunden, wo also sollte Zeit bleiben und auch die Energie, dass ich mich noch aufraffe zu einer sportlichen Aktivität, etwa nach Feierabend. Das ging viele Jahre lang gut, aber dann machten sich Probleme an meinem Bewegungsapparat bemerkbar. Der Bereich der Lendenwirbelsäule oder der Schultern ist es, um den es meistens geht. Weil ich nun allerdings immer wieder akute Schmerzen habe oder diese gar chronisch geworden sind, ist mir nun erst recht jede Lust auf Bewegung vergällt bzw. Bewegung ohnehin nur mehr eingeschränkt möglich. Dabei würde ich nun gern Bewegung machen!

E. Leutgeb und H. Schloffer, *Mit Bewegung und Geselligkeit Demenz vorbeugen*,
https://doi.org/10.1007/978-3-662-59618-0_9

Drittes Beispiel: Ich bin auf dem Land aufgewachsen und war in meiner Kindheit und Jugend immer ein bewegungshungriger Mensch. Aber berufsbedingt bin ich in die Großstadt gezogen, noch dazu in eine Gegend, wo es kaum Grünflächen gibt, nur Straßen und Autos. Eine Zeitlang war ich in einem Tennisclub, aber die ewige Hin- und Herfahrerei, das Ausmachen von Terminen, und ins Geld geht es auch! Mir ist damit immer mehr die Lust vergangen, und gut für die Bandscheiben und Knie ist Tennis ohnehin nicht. Ich wäre stattdessen gern mit dem Fahrrad in die Arbeit geradelt, aber das war höchst gefährlich! Erst jetzt setzt hier ein Umdenken ein, man baut Radwege. Schade, aber inzwischen fühle ich mich auf dem Fahrrad zu unsicher.

Für alle drei Beispiele gilt, dass wir diese Einschränkungen, die uns am Uns-Bewegen hindern, viele Jahre, gar Jahrzehnte weiterschleppen, ohne dass wir uns um eine wirksame Besserung bemüht hätten. Wir werden alt, aber erstens, weil Medikamente ernsthaftere Erkrankungen in Schach gehalten haben, und zweitens mit einer recht eingeschränkten Lebensqualität. So passiert es, dass es gar nicht an unserem betagten Alter an sich liegt, dass wir derart passiv sind. Aus den kleinen Teufelskreisen, in denen wir uns (wie in den obigen Beispielen) schon in noch relativ jüngeren Jahren gefangen sahen, hat sich nun im höheren Alter ein weitaus größerer Teufelskreis aufgebaut: Verdammnis zur Inaktivität, fast auf der ganzen Linie. Keine Wanderungen etwa, dabei täten die gut, denn diese würden nicht nur die Beine, sondern auch die Sinne, das Hirn und das Gedächtnis fordern. Keine Reisen, weil auch solche zu beschwerlich geworden sind, also auch hierüber keine neuen Eindrücke, keine interessanten Erfahrungen, nichts, was auch dem Gehirn etwas zum Knabbern und Nagen und Verarbeiten gäbe. Selbst die Hausarbeit ist kaum mehr zu schaffen. Oder gar diejenige im Garten, die man doch immer so gern gemacht hat, etc. etc.

9.2 Mentale Verödung infolge körperlicher Einschränkungen

Tritt im betagten Alter Alzheimer auf, ist es schwer, die Erkrankung *direkt und ursächlich* in Zusammenhang zu bringen mit dem womöglich seit Jahrzehnten bestehenden Bewegungsmangel, das sei noch einmal betont. Aber früh einsetzende Bewegungsarmut zieht eine Kette von Ereignissen bzw. Nicht-Ereignissen nach sich, was darin gipfelt, dass nun auch unser Gehirn verarmt! Unser Gehirn, das sich so gern hätte füttern lassen mit Anregungen, Eindrücken und Erfahrungen (und zwar *persönlichen, emotionalen* Eindrücken, denn vor allem diese hinterlassen tiefe Gedächtnisspuren), ist über die vielen Jahre hinweg quasi eingeschlafen. (Natürlich kann man sich, weil man körperlich nicht mehr so recht kann, dafür geistig umso ausgiebiger beschäftigen, und natürlich wird eine solche geistige Aktivität ihre Früchte tragen. Nur ist geistige Regsamkeit, die im persönlichen Erleben und in der Auseinandersetzung mit der Umwelt wurzelt, die weitaus angenehmere und effizientere Variante).

Jedenfalls ist die fehlende körperliche Aktivität ein Risikofaktor, der zum nächsten Risikofaktor, nämlich dem der kognitiven, also geistigen Unterbeschäftigung führt, und gerade diese Konstellation wurde sehr lange grob unterschätzt. Inzwischen durchgeführte und auch abgeschlossene Studien (viele Studien sind Langzeitstudien und das dauert) zeichnen hier ein recht eindeutiges Bild. Es ist die *Kombination* aus beiden Faktoren (zu der sich womöglich noch ungesunde Ernährung gesellt), die zu einer Lebensweise führt, das wir leider oft genug bei betagten Mitbürgern antreffen: Bewegung bereitet Schmerzen, und das führt zu einem Alltag mit einem eintönigen, oft gar trostlosen Anstrich, wo jüngere Generationen sich fragen, wie der überhaupt auszuhalten ist. Da verwundert es gar nicht, dass solche Menschen häufig psychisch schlecht „drauf" sind. Denn die Gefahr, dass sie in eine Depression abgleiten und sich damit noch weiter zurückziehen aus einem aktiven, geselligen Leben, ist ja tatsächlich gegeben. Die Abwärtsspirale in Richtung Demenz dreht sich weiter und weiter.

Es gibt zu diesem Problem der körperlichen Inaktivität im Alter sogar recht exakte Zahlen, die laufend von der Weltgesundheitsorganisation (WHO) bzw. der Weltbank erhoben werden. Zum Beispiel wird in der vom Österreichischen Gesundheitsministerium herausgegebenen Broschüre *Österreichische Empfehlungen für gesundheitswirksame Bewegung*[1] unter dem Punkt: „Kosten mangelnder Bewegung" eine international gebräuchliche Maßzahl angeführt: DALYs. Die Abkürzung steht für Disability Adjusted Life Years (übersetzt als *behinderungsbereinigte Lebensjahre*). Klingt kompliziert und ist es auch ein wenig. Man geht bei der Berechnung dieser DALYs von der durchschnittlichen Lebenserwartung in Jahren (im jeweiligen Land) aus und zählt hier die Todesfälle *vor* diesem Alter, aber genauso die wegen einer gesundheitlichen Beeinträchtigung nur mehr bedingt schmerzfrei und aktiv verbrachte Lebenszeit zusammen. Es handelt sich also um ein internationales Maß, das sich aus verlorenen Lebensjahren durch frühzeitigen

[1]www.bmgf.gv.at/cms/home/attachements/1/6/5/CH1357/CMS1405438552027/oe-empfehlungen_gesundheitswirksamebewegung.pdf

Tod UND verlorenen Lebensjahren als Folge von Funktionseinbußen zusammensetzt. In Österreich wurde für das Jahr 2005 errechnet, dass 6 % aller vorzeitigen Todesfälle und 3 % aller DALYs auf *körperliche Inaktivität* zurückgehen. Diabetes Typ II hat an diesen DALYs einen Anteil von 15 %, typische Herzkrankheiten bringen es auf 23 % und zerebrovaskuläre Erkrankungen (z. B. Schlaganfälle) auf 12 %.

Ohnehin insgesamt „nur" 9 % Todesfälle und DALYs, die auf körperliche Inaktivität zurückgehen, könnte man auf den ersten Blick meinen. Aber aufgepasst! Auch für die weiteren zitierten Werte (Diabetes II, Herzerkrankungen, zerebrovaskuläre Erkrankungen) mit erschreckend hohen (!) Prozentzahlen gilt Bewegungsmangel als erheblicher Mitverursacher! Daraus ergeben sich enorme Gesundheitskosten, sowohl direkte (z. B. Spitalsaufenthalte) als auch indirekte (z. B. Krankenstandstage), woran gerade Rückenleiden (!) einen erheblichen Anteil haben. Und gerade Rückenleiden müssten nicht sein, wenn man rechtzeitig darauf achtet, sein Kreuz zum einen schonend zu behandeln und zum anderen dessen Stützmuskulatur entsprechend gut entwickelt zu halten. Es soll ja nicht in erster Linie um die Gesundheitskosten gehen, sondern um all die Einschränkungen und Schmerzen, die sich der Patient – meist selbstverschuldet – damit auferlegt.

9.3 Die FINGER-Studie beweist – Es ist bis ins hohe Alter nicht zu spät

Die weiter oben erwähnten betagten Mitbürger, die sich, körperlich immer mehr (oft chronisch) leidend, in einer Abwärtsspirale befinden, sind ja immer wieder in unserer unmittelbaren Umgebung zu finden – Eltern, Verwandte, Freunde, Bekannte. Oft genug wissen die jüngeren Generationen (meist die sich verantwortlich fühlenden Kinder) nicht recht, was tun gegen diese (zuweilen nicht nur schmerzbedingte) Lethargie der Älteren, wie sie motivieren, und viele befürchten, es wäre ohnehin zu spät.

Hier die gute Nachricht: Es ist so gut wie nie zu spät, auch dann nicht, wenn die ersten eindeutigen Symptome einer Alzheimer- oder anderen Demenz sich manifestiert haben! Trotzdem ist es natürlich ratsamer, es erst gar nicht darauf ankommen zu lassen. Aber selbst in den Phasen am Rande einer Demenz kann man noch etwas tun! Brandaktuell macht hier die sogenannte FINGER-Studie viel Mut, die wir Ihnen genau deshalb nicht vorenthalten möchten.

Das FINGER steht als Abkürzung für FINish GERiatric Intervention Study to Prevent Cognitive Impairment and Disability (Finnische geriatrische Interventionsstudie zur Verhütung kognitiver Beeinträchtigungen und Behinderungen). Es handelt sich hier um eine der bisher größten Studien zur Demenzproblematik. Sie ist 2015 im renommierten Fachjournal *The Lancet* veröffentlicht worden. Von vorangegangenen Studien unterscheidet sich diese Studie durch ihren *multimodalen* Ansatz, das heißt, es wurde berücksichtigt, dass kognitive Störungen, (vaskuläre) Demenz und die Alzheimer-Krankheit komplexe, *multi*faktorielle Erkrankungen sind. Multifaktoriell bedeutet, dass verschiedene Ursachen zum Krankheitsbild beitragen. Deshalb baut man, um eine Besserung zu erreichen, auf einer *Kombination* verschiedener Schutzfaktoren auf. (Ein ähnlich multifaktorielles Geschehen besteht bei unseren Zivilisationskrankheiten, wo ebenfalls verschiedene Parameter, wie falsche Ernährung, Übergewicht, Bewegungsmangel und Stress zusammenwirken und zu Bluthochdruck, Herzinfarkt, Diabetes und Schlaganfällen führen können).

Die FINGER-Studie setzte also darauf, verschiedene Schutzfaktoren zu kombinieren: Aufklärung über gesunde Ernährung, Überwachung der vaskulären und metabolischen Daten (Blutgefäße und Stoffwechsel), aber vor allem tatsächlich betriebene, ausreichende Bewegung *und* kognitives Training!

Wichtig ist festzuhalten, dass allerdings nur Probanden (insgesamt 1260 Personen im Alter zwischen 60 und 77 Jahren) zugelassen waren, die erstens bereits ein *erhöhtes* Demenzrisiko aufwiesen (ermittelt durch ein spezifisches medizinisches Testverfahren namens CAIDE) und die zweitens in Kognitionstests – ihrem Alter entsprechend – maximal *durchschnittliche* bzw. *leicht unterdurchschnittliche* Leistungen zeigten! Der Sinn dahinter war, dass man durch diese Auswahl der *realen* Risikogruppe in der älteren Allgemeinbevölkerung so nahe wie möglich kommen wollte.

Wie üblich wurden die Studienteilnehmer in eine Interventionsgruppe sowie eine Kontrollgruppe aufgeteilt. Beiden Gruppen erhielten am Beginn eine umfassende Ernährungsberatung, und beide Gruppen wurden im Verlauf der Studie medizinischen Untersuchungen unterzogen, eben in Bezug auf die Risikofaktoren, wie Blutdruck, Gewicht, Body-Maß-Index (die Interventionsgruppe zwar öfter als die Kontrollgruppe).

Die Interventionsgruppe musste also keine spezielle Diät einhalten, allerdings folgte sie einem Fitnessprogramm, das aus einem individuell angepassten Muskeltraining (ein- bis dreimal pro Woche) und Aerobic-Übungen (zwei- bis fünfmal pro Woche) bestand. In Kombination damit wurden die kognitiven Fähigkeiten der Probanden trainiert. Neben zehnmal in zwei Jahren abgehaltenen Gruppensitzungen wurden die Teilnehmer angehalten, dreimal pro Woche für 10 bis 15 min mit einem speziell für die Studie entwickelten Computerprogramm zu trainieren.

Bemerkenswerterweise hatte sich am Ende der zweijährigen Studienperiode die kognitive Leistung nicht nur bei den Probanden der Interventionsgruppe, sondern auch bei den Teilnehmern in der Kontrollgruppe verbessert! Die Studienautoren vermuten, dass bereits die einleitende Ernährungsberatung für alle Studienteilnehmer und das regelmäßige Feedback auf mögliche Risikofaktoren essentiell zu den gemessenen Veränderungen beigetragen haben könnten. Dies bedeutet, dass allein schon Aufklärung und regelmäßige medizinische Checks offenbar dazu anstacheln, besser auf die eigene Gesundheit zu achten.

Dennoch: Das bedeutendste Ergebnis war, dass nach Abschluss der Studie bei der Interventionsgruppe die kognitive Leistungsfähigkeit in der Summe um 25 % (!) höher lag als bei der Kontrollgruppe, wobei vor allem die Verarbeitungsgeschwindigkeit und die sogenannten *exekutiven* Hirnfunktionen, also etwa Planen, strategisches Handeln, Impulskontrolle und Aufmerksamkeitssteuerung, deutliche Verbesserungen aufwiesen.

Aufsehen erregt diese FINGER-Studie auch deshalb, weil es ihr als erste gelungen ist, *markante* positive Effekte in einem Stadium am Rande der Demenz nachzuweisen! Die Autoren der Studie sehen darin großes Potenzial: „Wenn die positiven Effekte auf die Kognition aus der FINGER-Studie nur zu kleinen Verzögerungen beim Auftreten von Demenz und der Alzheimer-Krankheit führen, könnte dies bedeutende Effekte auf individueller und gesellschaftlicher Ebene nach sich ziehen.“ Beispielsweise bedeutet ein um 5 Jahre verzögertes Auftreten der Alzheimer-Krankheit eine Verringerung der Krankheitsprävalenz (Anzahl der Erkrankten zu einem bestimmten Zeitpunkt) um 50 % (!) in 50 Jahren. Gespannt sind die Autoren deshalb auf die Auswertung des geplanten 7-jährigen Follow-up bei den Studienteilnehmern. Hinzu kommt, dass Interventionen, wie in der FINGER-Studie beschrieben, nicht nur bei der Alzheimer-Krankheit präventiv wirken, sondern auch bei vielen anderen Krankheiten, und damit allgemein die Lebensqualität betagter Menschen verbessern.

Ein körperlich aktiver und gesunder Lebensstil zahlt sich also unbedingt aus, und zwar auch dann noch, wenn manche meinen, sie müssten die Flinte ins Korn werfen! Und vor allem: Es kann wertvolle Zeit gewonnen werden bis zum Auftreten einer Demenz! Es ist deshalb auf jeden Fall ratsam, ältere Mitbürger zu mehr Bewegung zu animieren und zu motivieren! Es gibt heute bereits ein solides Angebot an Fitness-Kursen, die speziell auf Senior zugeschnitten sind. Zudem bieten alle möglichen Verbände z. B. Wanderausflüge, Tanzabende oder sonstige sportliche Aktivitäten an. Hauptsache, auch noch im Alter (oder gerade da) raus aus den eigenen vier Wänden, sich bewegen, neugierig sein, etwas erleben, neue Eindrücke gewinnen!

9.4 Mit Bewegung den Zivilisationskrankheiten den Kampf ansagen

Doch die wichtigste Schlussfolgerung, die sich für alle, wie jung oder alt auch immer, daraus ergibt, ist diese: Wir sollten, wie vielfach in der Vergangenheit praktiziert, aufhören, unsere sogenannten Wohlstandserkrankungen auf die leichte Schulter zu nehmen! Auch wenn sie etwas beschönigt „Zivilisations"-krankheiten heißen und damit suggerieren, sie wären unvermeidbare Begleiterscheinungen, die man dafür, dass man in einem hochentwickelten Land leben darf, halt mit in Kauf nehmen muss.

Wir sollten abrücken von dem einfachen Weg, die Sache mit einem Medikament erledigt zu sehen! Wer es etwa mit vierzig schon hinnimmt, tja, das mit meinem hohen Bluthochdruck, das ist nun einmal so, daran wird sich nichts mehr ändern, der tut sich wahrlich nichts Gutes. Starkes Übergewicht, zu hoher Blutzucker und Triglyceride gehören rechtzeitig bekämpft – und zwar, indem man seinen Lebensstil ändert. Die *Sternchen* im Blutbefund sind nun einmal nicht als Lob gedacht, wie das in der Schulzeit so war, sondern im Gegenteil. Und so gut wie immer läuft eine solche Lebensstiländerung auf mehr Bewegung hinaus! Wobei Bewegung, wie gesagt, nicht unbedingt gleich Sport oder Fitnessstudio bedeutet. Wichtig ist auch und vor allem, seinen Alltag zu durchforsten nach Möglichkeiten, körperlich aktiv zu werden. Tatsächlich mehr zu Fuß gehen, zum Beispiel, so banal das auch klingt. Deshalb müssen Sie noch nicht mit einer Schrittzähler-App herumlaufen (denn bei dieser darf man berechtigte Bedenken haben, dass man damit persönliche Daten preisgibt, die man gar nicht preisgeben will). Aber ein Ansporn – gerade im Alltag – kann ein solcher Schrittzähler allemal sein!

9.5 Bewegung reduziert Demenzrisiko um ein Drittel!

Skeptische Zeitgenossen mögen nun einwenden, die soeben vorgestellte FINGER-Studie sei unbefriedigend, eben wegen ihres multimodalen Ansatzes. Indem hier gleichzeitig körperliche UND mentale Fitness trainiert wurde, könne man ja nicht herausrechnen, was wieviel Anteil am erfreulichen Gesamtergebnis hat. Deshalb wollen wir auf eine weitere Studie verweisen, in der man *nur* den Einfluss von mehr Bewegung auf eine Minderung des Demenzrisikos untersuchte. (Interessant ist allerdings festzuhalten, dass einige Studien nahelegen, dass geistige Aktivität, die mit gleichzeitiger Bewegung unterlegt wurde, die mentale Leistungsfähigkeit steigerte – dies ging so weit, dass man Versuche anstellte, im Klassenzimmer Schüler während des Unterrichts auf Heimfahrrädern strampeln zu lassen!)

Besagte „reine" Bewegungsstudie wurde in Seattle (USA) von einem Forscherteam um Dr. Eric B. Larson durchgeführt. Hauptsächlich ging es um die Frage, ob regelmäßige körperliche Bewegung die Wahrscheinlichkeit für das Auftreten einer Demenzerkrankung, insbesondere der Alzheimer-Krankheit verringert. Die nach strengen Kriterien ausgewählten insgesamt 1740 Teilnehmer über 65 Jahre wurden von 1994 bis 2003 beobachtet und untersucht.

Bei der Studie wurden regelmäßig sportlich Aktive (mindestens 3 × die Woche 15 min) verglichen mit als inaktiv gewerteten Menschen (weniger als 3 × die Woche Sport). Zuvor war mittels körperlicher und mentaler Leistungstests sowohl der körperliche als auch kognitive Zustand der Probanden ermittelt worden, der bestimmte Werte nicht unterschreiten durfte. Die umfassenden kognitiven Testungen wurden nach Beginn der Studie alle zwei Jahre neu durchgeführt (Aufmerksamkeit, Erinnerungsvermögen, Konzentrationsvermögen, Orientierung, Lang- und Kurzzeitgedächtnis, Sprachvermögen, räumliche Vorstellung, Wiedergabe von Listen, abstraktes Denken und Urteilsvermögen).

Im Oktober 2003 lagen die Ergebnisse vor. Mittels einer speziellen Messmethode (Kaplan Meier-Schätzungen) wurde aus den erhobenen Daten die Wahrscheinlichkeit, demenzfrei zu bleiben, errechnet. Die Resultate dieser Studie zeigen, dass sich aus der regelmäßigen Bewegung ein um 32 % (!) vermindertes Demenzrisiko und ein um 31 % vermindertes Alzheimer-Risiko ergab. Zugelassen als Bewegungsart war übrigens alle möglichen Sportarten: schnelles Gehen, Wandern, Radfahren, Aerobic, Gymnastik, Schwimmen, Wassergymnastik, Gewichtstraining, etc., quer durch den sportlichen Gemüsegarten also (Larson et al. 2006).

Uff! Das Studieren von Studien ist immer ermüdend. Reißen wir also die Fenster auf, atmen wir tief ein und aus und bewegen wir uns ein wenig in der hereinströmenden, frischen Luft – Denn nicht vergessen: Unser Gehirn beansprucht selbst bei „Inaktivität" 20 % des gesamten Körpersauerstoffs!

9.6 Der direkte Einfluss von Bewegung auf Gehirn und Gedächtnis

Es mag tatsächlich etwas paradox anmuten, dass es ausgerechnet die Hirn- und Demenzforschung ist, die die Bedeutung von körperlicher Bewegung und körperlicher Aktivität heute so beeindruckend herausstreicht. Da beschäftigt man sich mit Angelegenheiten, in deren Mittelpunkt das Gehirn steht, und kommt auf den Körper zurück!

Die Erklärung ist relativ naheliegend. Denn anders als bei unseren üblichen Zivilisationskrankheiten gibt es bei der Alzheimer-Krankheit und anderen Demenzen (bislang) keine medizinische Therapie, die sie effektiv in Schach halten könnte. Und wo kein Medikament, muss man zwangsläufig auf Vorbeugung setzen. Man muss Studien durchführen, die nicht der Entwicklung eines Medikaments dienen, sondern mögliche Verursacher ausfindig machen. Man muss, kurzum, Risikofaktoren erkennen und eben *präventiv* ausschalten.

Hinzu kommen die gewaltigen Fortschritte in der Gehirnforschung an sich. Neben der Gentechnik kein Wissenschaftszweig, in dem in den letzten drei, vier Jahrzehnten derart intensiv geforscht worden wäre. Aber dieser Enthusiasmus ist auch kein Wunder. Denn endlich stehen bildgebende Verfahren (wie etwa fMRT/funktionelle Magnetresonanztomographie) zur Verfügung, die uns atemberaubende *Live*-Einblicke ins Gehirn liefern können. Früher musste man sich auf Elektroenzephalogramme (EEG) und Autopsien beschränken, heute kann man dem lebenden Gehirn im wahrsten Sinn des Wortes beim Arbeiten zusehen!

Seither überstürzten sich die Erkenntnisse gewissermaßen, und aus ihnen ließ sich, Puzzlestück um Puzzlestück, ein umfassendes Bild darüber, wie Gehirn und Körper interagieren, erschaffen. Es hat die Forschung wohl selbst überrascht, um wie viel enger, vielfältiger und komplexer, als lange Zeit vermutet, diese Wechselwirkungen sind. Es bestätigt sich: Körper, Geist, Gehirn, Psyche, Seele, sie alle sind aufs Engste miteinander verwoben.

Wir können uns glücklich schätzen über diesen enormen Wissenszuwachs. Wundern Sie sich also nicht, wenn beim nächsten Gesundheitscheck Ihre Hausärztin/Ihr Hausarzt Ihnen die *Sternchen* im Blutbefund nicht so ohne weiteres durchgehen lässt und auf mehr Bewegung beharrt! Anders als vor dreißig, vierzig Jahren (wie wohl noch bei Ihren Eltern der Fall) hat er dabei nämlich nicht nur Ihre körperlichen Schädigungen im Auge, sondern auch die Konsequenzen für Ihr Gehirn!

Worin allerdings bestehen nun diese Wirkungen und Auswirkungen unserer körperlichen Aktivitäten auf unser Gehirn?

9.7 Gehirn und Körper – ein unzertrennliches Paar

Wir alle kennen den Spruch, was dem Herzen guttut, tut *auch* dem Gehirn gut. Das ist richtig, aber es verführte bisher häufig dazu, positive Effekte durch Ernährung und Bewegung auf unser Gehirn als eine Art Gratis-Draufgabe zu sehen. Eine Art erwünschte Nebenwirkung, zwar gut so, falls sie eintritt, tut sie es nicht, kann man halt nichts machen, so genau weiß man das ja nicht.

Aber diese Sichtweise greift bei Weitem zu kurz! Und dass sie so kurz greifen kann – nämlich bei körperlicher Bewegung „bloß" ein paar positive Effekte auf das Gehirn, das quasi ein Nebenschauplatz ist, auszumachen – liegt darin begründet, dass die wissenschaftlichen Erkenntnisse noch nicht gut genug in die breite Öffentlichkeit durchgedrungen sind.

Wie schon festgestellt, können wir kaum anders, als dem Körper kaum einen Einfluss auf das Gehirn und vor allem auf den Geist zuzugestehen. Denn es ist jahrtausendalte Tradition, dass wir Geist und Körper getrennt sehen! Das zwar durchaus körperliche Gehirn ist demnach bloß der Sitz des Geistes, und dieser Geist ist quasi immun gegen alles Körperliche. Der Geist ist immateriell und setzt sich im Todeszeitpunkt auch wieder – unversehrt – ab vom Körper (meist dargestellt als Vogel). Dem immateriellen Geist kann man also nichts anhaben, und das Gehirn ist höchstens das Gefäß, das ihn vorübergehend beheimatet. Oder eine modernere Version sieht Geist und Gehirn als ein und dasselbe, weshalb mit dem Tod des Gehirns es auch mit dem Geist vorbei ist.

Es geht hier aber nicht um die Debatte Gehirn und Geist, denn diese ist Glaubenssache. Es geht darum, dass der Körper in dieser Hierarchie meist als untergeordnet und quasi als *Erfüllungsgehilfe* gesehen wird. Wenn wir also dem Körper, etwa durch Bewegung, etwas Gutes tun, dann halten wir, wie wir irrtümlich meinen, quasi bloß den Erfüllungsgehilfen bei Laune. Weit gefehlt. Jede Beeinträchtigung eines körperlichen Organs wirkt unmittelbar auf das Gehirn zurück. Das Gehirn ist also mitnichten die abgesetzt über dem körperlichen Geschehen thronende und eher willkürlich agierende

Kommandozentrale, die wir uns gern vorstellen. Im Gegenteil: Das Gehirn ist ein höchst sensibles *reagierendes* Organ, das weit weniger zum Absetzen von Befehlen da ist, sondern das ständig Anforderungen, die von außen auf den Körper einströmen, richtig zu beantworten versucht. Banales Beispiel: Unser flächenmäßig größtes Sinnesorgan ist die Haut. Wenn Sie stundenlang in der heißen Sonne braten, kann das Gehirn nur versuchen, sie zu warnen, zunächst über Kreislaufprobleme, und am Ende (für das nächste Mal) über die Schmerzen eines Sonnenbrands und eines Sonnenstichs. Aber es kann weder den Sonnenbrand noch den Sonnenstich verhindern, außer in seinem Gedächtnis ist eine solche Warnung bereits abgespeichert und Sie sind deshalb „vernünftig" genug, sich in den Schatten zu verziehen!

Die Lektion, die wir heute eindrucksvoll lernen, klingt furchtbar banal, kann aber trotzdem nicht oft genug wiederholt werden: Körper, Gehirn, Geist (was immer der ist) und Psyche bilden ein partnerschaftliches, untrennbar wechselwirkendes System! Dazu ein Zitat von Antonio R. Damasio, seines Zeichens Professor für Neurowissenschaften, Neurologie und Psychologie und Direktor am Brain and Creativity Institute an der Universität Southern California:

„Unauflöslich stehen Gehirn und Körper über wechselseitig aufeinander abgestimmte biochemische und neuronale Schaltkreise miteinander in Verbindung" (Antonio R. Damasio – Descartes' Irrtum, Seite 128 – List-Verlag, 2004).

Unauflöslich also. Und *wechselseitig*. Und nicht nur neuronale Schaltkreise sind es, sondern auch und vor allem *biochemische*. Das sollte uns begreifen lassen, dass wir die Beziehung zwischen körperlicher Bewegung und Gehirn bisher viel zu beschränkt gesehen haben. Denn in Sachen gesundheitlicher Effekte von Bewegung auf das Gehirn hatten wir bislang eigentlich nur die gemeinsame Blutversorgung vor Augen. Dasselbe Blut, das durch den Körper zirkuliert, versorgt – darauf verengte sich bisher meist unsere Vorstellung – auch das Gehirn (unter Einbau der Blut-Hirn-Schranke!). Womit wir logischerweise anerkannten, dass, wenn unsere Arterien und Venen „verkalken", dies sowohl den Körper als auch das Gehirn betrifft, heißt Herzinfarkt bzw. Schlaganfall die beiden Seiten ein und derselben Medaille sind.

Kurzum: (Blut-)Leitungen instand halten, lautete lange Zeit die Devise. *Was alles* in diesen Leitungen transportiert wird und *wie dringend und in welchen Mengen* die Endabnehmer, zu denen diese Leitungen führen, alle diese Inhaltsstoffe brauchen, war bisher, eben weil die Hirnforschung noch nicht so weit war, kaum Thema.

Gerade diese Endabnehmer hat die Neurowissenschaft ins Licht gerückt. Gönnen wir uns also einen kurzen Blick auf diese.

9.8 Hundert Milliarden (!) Hirnnervenzellen wollen mit Sauerstoff und Nahrung versorgt sein!

Was nämlich in unserem Oberstübchen via den Blutkreislauf am Leben erhalten wird, sind, wie in der Einleitung bereits erwähnt, circa 100 Mrd. (!) Hirnnervenzellen (Neurone), von denen eine jede Tausende (!) Verbindungen eingehen kann. Diese Zahlen überfordern uns ohnehin schon, weil sie sich in einer Größenordnung bewegen, die wir ansonsten nur vom Universum gewöhnt sind. Und diese Neurone haben komplizierte, hoch-spezialisierte Aufgaben zu erfüllen, fordern also ihr Recht ein, gut behandelt zu werden! Stichwort Sauerstoff etwa: Unser Gehirn macht mit ca. 1,4 kg ein paar lächerliche Prozent unseres Körpergewichts aus, benötigt aber mit ca. 20 % (!) ein Vielfaches jener Sauerstoffmenge, die die übrigen Organe verbrauchen dürfen. Es geht also nicht bloß um den gefürchteten Schlaganfall. Es geht vielmehr darum, dass über die Blutbahnen permanent (!) *ausreichend* Sauerstoff bis in die letzte Verästelung, wo das einzelne Neuron sitzt, transportiert werden muss. Die Sauerstoffkonzentration im Blut erhöht sich eben und gerade durch Bewegung. Herz und Lunge werden zudem durch wiederholte Bewegung immer weiter gestärkt und damit zu immer leistungsfähigeren Antrieben! Der Stoffwechsel, den Körper und Gehirn gemeinsam haben, und der ja auch schädliche Abfallprodukte wieder abbauen muss, wird auf Touren gebracht. Und die Sache mit dem *ausreichend* gilt selbstverständlich nicht nur für den Sauerstoff. Es gilt genauso für die diversen Nährstoffe, die der Körper zuerst aufbereiten muss (vor allem zu Glukose), die die Neurone als Endabnehmer ständig brauchen. Kurzum: Es geht längst nicht nur um das Gesunderhalten der „Leitungsrohre" durch unser Gehirn, es geht um die in ihnen transportierte *Ware,* bei der sowohl Quantität, Qualität und Umsatz stimmen müssen.

Die Natur hat es zwar so eingerichtet, dass das Gehirn auf den benötigten Sauerstoff sowie auf sämtliche Nährstoffe bevorzugt zugreifen darf (und im Mangelfall die restlichen Organe schauen müssen, wo sie bleiben – insofern hat es also doch eine Vormachtstellung gegenüber dem restlichen Körper, insofern ist es doch der Kapitän, der als letzter das sinkende Schiff verlässt). Aber was Sie sich zu Herzen nehmen sollten, ist eben dieser unverhältnismäßig hohe Energiebedarf des Gehirns! Es geht tatsächlich darum, dass für bloß „trockene" geistige Leistungen ein ziemlicher Energieaufwand nötig ist! Und dieser üppige Anteil am Gesamtverbrauch von 20 % Sauerstoff und ca. 25 % Nährstoffen betrifft nur den normalen Grundumsatz, und nicht etwa bloß denkerische Höchstleistungen!

9.9 Steuerzentrale und Bewegungsapparat

Ist Ihnen schon einmal in den Sinn gekommen, dass die Bezeichnung Bewegungs*apparat* eigentlich ziemlich lieblos klingt? Und dass, wenn wir uns zudem das Gehirn gern als Steuerzentrale vorstellen, unsere Wahrnehmung von sowohl Körper als auch Gehirn eine ziemlich mechanistische ist? Sensorischer Input bewirkt motorischen Output, auf dieses fast sträflich simplifizierte Muster läuft unsere gängige Vorstellung hinaus, wenn wir an die Kommunikation zwischen Gehirn und dem restlichen, motorischen Körper denken.

In etwa so: Ein Sinnesorgan schickt über die sensorischen Nervenbahnen ein Signal an das Gehirn, woraufhin das Gehirn einen Befehl an die Motorik im Körper schickt (etwa: Auge erblickt wunderschöne Blume, meldet an Gehirn, Gehirn schickt Befehl in die Hand, die Blume zu pflücken), das war's dann. Die komplizierten Zwischenprozesse im Gehirn selbst – etwa die Beteiligung unseres Gefühls, unserer assoziativen Felder und das Nachgeben dem Bedürfnis, die Blume zu pflücken – lassen wir hier ohnehin beiseite.

Das war's dann, meinen wir mit der Blume in der Hand, und ohnedies lief die Sache automatisch ab. Grobe Fehleinschätzung, denn zwei Dinge bedenken wir selten: Erstens, dass wir für eine jede Bewegung ein aufwändiges motorisches Prozedere in Gang setzen, von dem wir nichts mitbekommen. Alle unsere Bewegungsprozesse haben wir so gut gelernt, dass unser Gehirn sie ohne ein bewusstes Nachdenken im Hintergrund abspult. Was allerdings nicht heißt, dass nicht Unmengen von Neuronen daran beteiligt sind! Den Löwenanteil an dieser Steuerung von allen möglichen automatisierten Prozessen (Gehen, Radfahren, Autofahren und auch Lesen) übernimmt das Kleinhirn, das zwar klein, aber oho ist, denn nirgendwo sonst im Gehirn liegen die Neuronengruppen derart dicht gepackt wie hier. Jede körperliche Bewegung hält also Massen (!) von Nervenzellen in unserem „Oberstübchen" in Schwung, ohne dass wir nur das Geringste davon bemerken (wir sollen es gar nicht bemerken – denn sobald man darüber nachzudenken beginnt, wie man einen Fuß vor den anderen setzt, stolpert man garantiert). Im Umkehrschluss: Wir verlernen einen einmal erlernten Bewegungsablauf kaum, nur, die Neurone, in denen dieser gespeichert ist, bei Bewegungsunlust nicht mehr zu benutzen, wird sie trotzdem über kurz oder lang verkümmern lassen.

9.10 Bewegung fordert und fördert die permanente Orientierung im Raum

Aber nicht nur die Hirnnervenzellen im Kleinhirn sind bei jeder Art und noch so kleinen Bewegungen gefordert. Auch an den Muskeln, Sehnen, Bändern und Gelenken sorgen spezielle Sensoren permanent dafür, dass Informationen über Muskelspannung, Muskeldehnung, etc. an das Gehirn gefunkt werden. Der zugehörige Begriff lautet „Propriozeption". Übersetzt wird er meist mit dem hübschen Wort „Tiefenwahrnehmung" bzw. „Tiefensensibilität" und zuweilen wird er ein wenig euphorisch (aber durchaus berechtigt) auch als unser *6. Sinn* angesehen. Diese Nervengeflechte, etwa an Muskelspindeln und die sogenannten Golgi-Sehnenorgane, reagieren auf den leisesten Druck und auf winzige Verformungen und vermitteln dem Gehirn damit ein ständiges Bild über die aktuelle Lage und Haltung des eigenen Körpers im Raum. Auf diese Weise werden andauernd abertausende kleinere Positionskorrekturen (auch im Schlaf) vorgenommen. Und wenn diese spezielle Art der Kommunikation zwischen Körper und Gehirn, etwa unter Alkoholeinfluss, gestört ist, nun, dann kommt es dazu, dass der zugehörige Mensch wankt und torkelt. Mehr noch: Ohne die Propriozeption würden wir unseren Körper nicht fühlen können!

Es stimmt schon, diese tiefenwahrnehmende Kommunikation besteht auch zwischen Ihrem geduldigen Sitzfleisch auf dem Bürostuhl und Ihrem Gehirn. Bevor Ihnen Ihr Allerwertester einschläft, werden dessen Muskelspindeln sich dezent mit bestimmten Hirnregionen absprechen und unbemerkt eine Sitzkorrektur durchführen. Um wieviel aktiver allerdings fällt dieser, zum Großteil unbewusst ablaufende Signalverkehr aus, wenn wir zum Beispiel einen unebenen, von Wurzeln durchsetzten Waldweg entlang gehen oder gar laufen! Wie auf Trab da sowohl unsere Tiefenwahrnehmung als auch unser Gleichgewichtssinn gehalten werden!

Überdies werden auf dem Waldweg die so genannten Place-Cells (Ortszellen) aktiv. Diese liegen im bereits erwähnten Hippocampus (dt. *Seepferdchen* – jene Region, die für die Einspeicherung von Inhalten ins Langzeitgedächtnis eine enorm wichtige Rolle spielt). Diese Place-Cells im Hippocampus fertigen zusammen mit den so genannten Grid-Cells (Rasterzellen) ununterbrochen Landkarten über die Wege an, die wir durch den Raum nehmen, spielen also für unser räumliches Gedächtnis eine entscheidende Rolle. Die Entdeckung und Beschreibung dieser speziellen Navigationsstrukturen im Gehirn war so bedeutend, dass ihre Erforscher, die Neurowissenschafter John O'Keefe und das Ehepaar May-Britt und Edvard Moser, dafür 2014 den Nobelpreis für Physiologie einheimsten.

Die oben genannten Propriozeptoren an den Skelettmuskeln und Gelenken in unserem ziemlich nüchtern als Bewegungs*apparat* bezeichneten Wunderwerk der Bewegungskoordination einerseits und unsere Navi-Neuronen im Gehirn andererseits befördern uns, ohne dass wir es wirklich realisieren, durchs gesamte Leben. Unser Gehirn ist sozusagen eine ständige Landkarten-Druckerei. Wenn man sich das Symptom der (räumlichen und zeitlichen) Desorientiertheit, das die Alzheimer-Erkrankung schon früh kennzeichnet, vor Augen hält, dann sollte uns mehr als nur einleuchten, wie wichtig Bewegung ist, allein in Hinblick auf die Stärkung unseres internen Navigations- und GPS-Systems. Und warum der unebene Waldweg bei Weitem dem Laufband im Fitness-Studio vorzuziehen ist. Abgesehen von all den sonstigen sinnlichen Eindrücken, die ein Sich-Bewegen im Freien bereithält und die kostbare Nahrung sowohl für unser Gedächtnis als auch unsere Psyche sind.

9.11 Die Chemie zwischen Körper und Gehirn muss stimmen – Beispiel chronischer Stress

Eine dritte, aber immens wichtige Verständigung zwischen Körper und Gehirn, die uns kaum bewusst ist, ist die biochemische Bahn. Transportweg: Blut. Denn weit entfernt davon, dass via die Blutbahnen „nur" Nährstoffe und Sauerstoff ans Gehirn geliefert würden. Via das Blut werden ständig chemische Signale ausgetauscht, die wir auf der Ebene des Gehirns Botenstoffe bzw. auf der Körperebene Hormone nennen.

Diese Hirn-Körper-Chemie führt uns zu einem weiteren, schlagenden Beweis, warum Bewegung gerade in den heutigen stressigen Zeiten für unser Gehirn so wichtig ist. Denn vor allem bei *chronischem Stress* schüttet die Nebennierenrinde ständig zu hohe Mengen des Stresshormons Cortisol ins Blut aus. Dieses Hormon lässt sich – im Gegensatz zu dem bekannteren Stresshormon Adrenalin – an der Blut-Hirn-Schranke nicht aufhalten, gelangt also mühelos ins Gehirn. Dort richtet es nachweislich Schäden an – und, raten Sie, wo: vor allem im Seepferdchen, heißt im Hippocampus. Dieser Hippocampus gerät uns quasi immer wieder in die Quere. Man kann allerdings ohnehin nicht oft genug betonen, wie immens wichtig er ist, sowohl für unsere Orientierung in Raum und Zeit als auch dafür, dass Erinnerungen ins Langzeitgedächtnis eingespeichert und von dort wieder abgerufen werden! Zudem ist er (neben der Riechzellenproduktion) der *einzige* Ort im Gehirn, wo durch Zellteilung *neue* Nervenzellen „nachwachsen" können (Neurogenese). Bewegung fördert nachweislich die „Geburt" solcher neuen Nervenzellen im Hippocampus (Nehls 2014). Allerdings kommt es langfristig nur dann zur vollständigen Ausreifung dieser Zellen, wenn der Hippocampus immer wieder, etwa durch neue Erlebnisse und Lernen, entsprechend gefordert wird, und wenn, zweitens, diese Neurogenese nicht durch schädliche Einflüsse, wie eben durch das Stresshormon Cortisol, behindert wird. Dauerstress schädigt also, wie verschiedene Studien zeigen, ausgerechnet jenes Hirnareal, das für unser Gedächtnis lebensentscheidend ist. So wurde z. B. 2006 in einer Studie mit 600 älteren Personen nachgewiesen, dass bei schädlichem Stress, also bei zu hohen Cortisolwerten, das Risiko an Alzheimer zu erkranken, um das 2,7-fache (!) steigt (Wilson 2006). Abgebaut kann das Cortisol nur auf Körperebene werden, und zwar schnell und effizient durch eben – Bewegung.

Der Hippocampus ist zudem jene Hirnregion (eigentlich sind es zwei Hippocampi, jeweils einer in der linken und rechten Gehirnhälfte), die beim Auftreten einer Alzheimer-Demenz als quasi erstes Areal zu schrumpfen beginnt und damit für die fortschreitende Vergesslichkeit verantwortlich ist. Die Hippocampi gleichen damit einem *Einfallstor* für die nachfolgende Hirnzerstörung bei Alzheimer! Wie man bei Patienten, denen man die Hippocampi krankheitsbedingt entfernen musste, schon lange zuvor studieren konnte, können ohne die Hippocampi überhaupt keine neuen Langzeiterinnerungen mehr gebildet werden, das heißt, die Überführung von Inhalten des Kurzzeitgedächtnisses ins Langzeitgedächtnis und die nachfolgende Konsolidierung der Erinnerung funktionieren nicht mehr.

Gegen kurzfristigen, guten Stress (Eustress genannt) ist gar nichts einzuwenden, im Gegenteil! Denn er ist lebenswichtig, kann die Gedächtnisleistung erheblich steigern, und steht für das, was wir als Erfolgserlebnisse ansehen. Wir haben uns etwas zugetraut, sind ins unbekannte Wasser gesprungen, und es hat sich ausgezahlt! Aber schlechter Dauerstress (auch Disstress genannt) ist eben höchst gefährlich!

Eine Botschaft haben wir inzwischen zwar verstanden: Dauerstress laugt uns *psychisch* aus, bis hin zu Depressionen (die eng mit einer zu hohen Cortisolausschüttung verbunden sind) bzw. Burnout. Aber viel zu wenig bekannt ist immer noch, dass Dauerstress unser Gehirn langfristig *ganz direkt* schwer schädigt (z. B. der Hippocampus tatsächlich schrumpft)! Gerade gestresste Menschen sollten daher nicht alle Viere von sich strecken und vor dem Fernseher abhängen, sondern sich zu Bewegung aufraffen! Denn es geht nicht nur darum, dass man durch den Abbau von Cortisol sein *seelisches* Gleichgewicht wiederfindet und, etwa durch Joggen nach der

Arbeit, den Kopf wieder freibekommt, sondern es geht schlicht darum, sein *biologisches* Gehirn zu entlasten, langfristig geht also darum, einem ernsthaften Demenzrisiko im Alter vorzubeugen.

Literatur

Larson EB, Wang L, Bowen JD, McCommick WC, Teri L, Crane P, Kukull W (2006) Exercise is associated with reduced risk for incident Dementia among persons 65 years of age and older. Ann Intern Med 144(2):73–81

Nehls M (2014) Die Alzheimer-Lüge. Heyne, München, S 352

Wilson RS (2006) Chronical psychological distress and risk of Alzheimer's desease in old age. Neuroepidemiology 27(3):143–153

10

Alles mit Maß und Ziel

Ernestine Leutgeb

10.1 Wieviel Bewegung und welche Art von Bewegung?

Der unebene Waldweg war das Stichwort. Denn der schlägt, wenn es um die positive Wirkung auf das Gehirn geht, fraglos das Laufband im Fitnessstudio, weil er eben, wie oben schon besprochen, gleichzeitig unsere Propriozeption (Tiefenwahrnehmung), unseren Gleichgewichtssinn und unseren Orientierungssinn trainiert, sowie nebenher dem Gehirn und Gedächtnis sinnliche Eindrücke serviert (man könnte jetzt einwenden, die sinnlichen Eindrücke erhalten wir auch über die Video-Screens im Fitnessstudio…).

Jedenfalls gilt: Nicht jeder hat so einfach und jederzeit ein Wäldchen um die Ecke, weshalb gegen das Laufband und sonstige Geräte, die der körperlichen Fitness dienen, nichts einzuwenden ist. Wir ersparen es uns hier, Warnungen in Bezug auf Verletzungsrisiken, schwere Abnützungen und Schäden am Bewegungsapparat durch einseitige und extreme Belastungen auszusprechen, denn eventuelle Risiken dieser Art sind allgemein bekannt und variieren je nach Sportart, von denen es Hunderte gibt, und das Thema unserer Betrachtung sind nicht Sport*arten,* sondern körperliche Bewegung und Aktivität im allgemeinen Sinn und ihre heilsame Wirkung auf unser Gehirn.

Wir wissen es inzwischen: Bewegung ist prinzipiell gesund. Ob aber die (mentale) Einstellung einer Person zur Bewegung gesund ist, das zu prüfen, muss dieser Person überlassen werden. Denn Bewegung zu übertreiben

E. Leutgeb und H. Schloffer, *Mit Bewegung und Geselligkeit Demenz vorbeugen,*
https://doi.org/10.1007/978-3-662-59618-0_10

ist möglicherweise noch schädlicher, als sie zu untertreiben. Ab welchem Umfang Bewegung gesundheitsschädlich wird und welche Sportarten man mit Vorsicht genießen sollte, dazu gehen die Meinungen der Experten oft auseinander und scheinen auch bestimmten Moden und dem Zeitgeist unterworfen zu sein. Ein Beispiel: In einer Fernsehsendung (ORF III, 7. Februar 2017), in der eine kleine Diskussionsrunde über die Bedeutung von Bewegung für unsere Gesundheit debattierte, wurde von einem Teilnehmer behauptet, Marathonläufer hätten Studien zufolge eine bis zu 7 Jahre *kürzere* Lebenserwartung. Wir möchten zwar Aussagen wie diese nicht in Zweifel ziehen. Trotzdem halten wir es für dringend angebracht, dass ein jeder Bewegungshungrige sich über die Vor- und Nachteile seiner gewählten Bewegungsart informiert und auch auf dem Laufenden hält!

Wir haben allerdings, wenn wir an Bewegung denken, in erster Linie *Sport* vor Augen und oft genug Sport, der auch etwas kostet. So sehr sind wir es mittlerweile aus anderen Lebensbereichen gewöhnt, dass die Inanspruchnahme einer Leistung etwas ist, für das man bezahlt. Bewegung verdient also für manche nur dann ihren Namen, wenn sie dafür auch etwas berappen, und je tiefer man für ein Bewegungsprogramm in die Tasche greifen muss, umso effizienter wird es wohl sein. Es stimmt aber leider auch: Wer mitten in einem Ballungszentrum lebt, wird sich schwer tun, Sport oder Bewegung unentgeltlich zu genießen. Denn ewig die gleichen kostenlosen Runden im gleichen Park nebenan zu drehen, geht einem irgendwann dann doch auf die Nerven.

10.2 Macht Platz für Bewegung!

Hier muss man fairerweise die Aufmerksamkeit darauf lenken, dass in den letzten zwei, drei Jahrzehnten in vielen europäischen Ballungszentren viel geschehen ist. Jahrzehntelang hat man die Städte der Mobilität, sprich dem Autoverkehr, geopfert. Motilität, also Bewegung aus eigenem körperlichem Antrieb, war nebensächlich. Insofern darf man nicht unterschätzen, wie wichtig das nun stattfindende Umdenken ist. Fahrradwege sind, wie manche es immer noch sehen, nicht für einzelne Freaks da, sondern für die Allgemeinheit. Gassen und Straßen, die in Wohngegenden rückgebaut wurden und an deren Einfahrt die Tafel „Spielstraße“ steht, sollte man als Autofahrer nicht als neuerliches Hindernis für sein eigenes, zügiges Weiterkommen im Auto bejammern, sondern als wertvolle Rückeroberungen von öffentlichem Raum sehen! In manchen Städten, wie etwa Amsterdam, ist es von vornherein nicht dazu gekommen, dass Autofahrer die Straßen als ihr alleiniges

Revier ansehen. In anderen Städten, wie etwa Wien, gab und gibt es einigen Nachholbedarf. Hier müssen manche Autofahrer erst wieder lernen, dass nicht sie die alleinigen „Kings of the road" sind. Und Radfahrer und Fußgänger müssen erst wieder mehr Selbstbewusstsein dahingehend gewinnen, dass sie sich als gleichberechtigte Partner auf den Straßen behaupten.

So manche Oma erzählt noch vom kleinen Lebensmittelladen ein paar Straßen weiter, zu dem sie selbstverständlich zu Fuß marschiert ist. Und in die Arbeit ist so mancher Opa mit dem Rad gefahren (auch, weil er sich kein Auto leisten konnte). Würden wir es uns heute nicht auch wünschen, dass wir selbst im betagten Alter bedenkenlos mit dem Fahrrad unterwegs sein können, und bedenkenlos heißt, nicht mit der ständigen Angst im Nacken, von einem Auto niedergefahren zu werden? Oder mit unseren Enkelkindern schnell einmal, für eine halbe Stunde, direkt vorm Haus auf der Straße Federball zu spielen, anstatt weite Strecken bis zum nächsten Spielplatz in Kauf nehmen zu müssen? Bis das Kind eingepackt ist und bis man den Spielplatz erreicht hat, hat das so viel Aufwand gebraucht, dass man es gleich bleiben lässt, daheim bleibt und zustimmt, dass das Kind seine Handy-Spiele spielt, denn man sieht ja ein, dass ihm sterbenslangweilig ist.

Verkehrs- und Lärm-beruhigte Straßen, breite Gehsteige, ja Geh*wege* (wo gibt es die noch, alles zuasphaltiert!), breite Radwege, kurzum Platz! Platz dafür, dass Bewegung nicht *erkauft* werden muss, weder finanziell noch mit dem Gefühl, ich ersticke ohnehin in den Autoabgasen! So muss das Zukunftskonzept aussehen, und wenn hier eine Trendumkehr eingesetzt hat, getragen vor allem von den Jungen und mental Junggebliebenen, dann sollte man darüber nicht die Nase rümpfen. Im Gegenteil, auch und gerade die älteren Generationen sollten sich dieser Trendwende anschließen, denn mehr öffentlicher Raum, wo man sich entspannt bewegen kann, womöglich gleich ab der Haustür, ist gerade im Alter enorm wichtig! Gerade im Alter werden Menschen ängstlicher und erleben Einschränkungen in ihrer Bewegungs*freiheit* umso entmutigender.

Im Sinne dieser Bewegungs*freiheit* geht es daher nicht so sehr darum, *welche* spezielle Art von Bewegung wir wählen sollen, im Gegenteil: Es geht um Platz dafür, es geht um Vielfalt, es geht darum, dass sich körperliche Aktivität leicht in den Alltag einbauen lässt bzw. sich aus diesem Alltag ergibt! Hauptsache, sie macht Freude, macht den Kopf frei (besonders wichtig in unserer Leistungsgesellschaft!) und entspannt alle drei: Körper *und* Gehirn *und* Psyche. Da muss man nicht extra betonen, dass nachweislich der Serotoninhaushalt im Gehirn verbessert wird, Endorphine ausgeschüttet werden, und das psychische Gleichgewicht gestärkt wird.

10.3 Eckdaten zur Bewegung – Die Empfehlungen der Weltgesundheitsorganisation (WHO)

Obwohl es uns in erster Linie um *Bewegungsfreiheit* im wahrsten Sinn des Wortes geht, sind wir es Ihnen schuldig, Richtwerte zu liefern, wie viel Bewegung bzw. *körperliche Aktivität* uns von wissenschaftlicher Seite angeraten wird.

Als Vorbemerkung sei gesagt: Es ist einerlei, ob Sie diesbezügliche Richtlinien vom deutschen, österreichischen oder schweizerischen Gesundheitsministerium beziehen, denn in so ziemlich allen Ländern fußen diese Richtlinien auf den Empfehlungen der Welt-Gesundheits-Organisation (WHO). Auf den Internet-Portalen der einzelnen Gesundheitsministerien lassen sich relativ problemlos Broschüren finden, die man als pdf herunterladen kann und die ausführlich Auskunft geben darüber, wieviel Bewegung man in der jeweiligen Altersgruppe (Kinder und Jugendliche bis 18; Erwachsene 18–64; Senioren ab 65 J.) mindestens machen soll, damit man seine Gesundheitszustand fördert bzw. aufrechterhält. Will man seine körperliche Fitness steigern, sind entsprechend längere Übungseinheiten notwendig.

Das deutsche Gesundheitsministerium gibt einen Führer unter dem Titel *Nationale Empfehlungen für Bewegung und Bewegungsförderung* heraus[1]. Herausgepickt haben wir uns hier aber die diesbezügliche Broschüre, wie sie vom Österreichischen Gesundheitsministerium bzw. dem *Fonds Gesundes Österreich* herausgegeben wird, weil diese – unserer Meinung nach – alles Wichtige zu dem Thema vorbildhaft auflistet und vor allem graphisch übersichtlich und auch reizvoll gestaltet ist.[2]

Mit ihrem Umfang von 50 Seiten bietet diese österreichische Broschüre dem detailverliebten Leser viele Einzelheiten. Trotzdem ist sie hervorragend übersichtlich aufgebaut, so dass sich in wenigen Minuten die wesentlichen Richtwerte und Faustregeln herausfiltern lassen! Man kann sich also rasch und effizient einen Überblick verschaffen, zum Beispiel darüber, was man unter *leichter, mittlerer* und *höherer Bewegungs-Intensität* versteht. Graphiken und Tabellen stellen zudem übersichtlich dar, welche Empfehlungen

[1] www.bundesministerium.de/fileadmin/Dateien/3_Downloads/B/Bewegung/Nationale-Empfehlungen-fuer-Bewegung-und-Bewegungsfoerderung-2016.pdf

[2] www.fgoe.org/files/2017-10-/2017-01-25.pdf

hinsichtlich Bewegungsdauer und Muskelkräftigung für welche Altersgruppen gelten.

Prinzipiell sind es 150 min (2,5 h) Ausdauertraining pro Woche bei einer *mittleren* Intensität (normales Radfahren, flottes Gehen, Wassergymnastik, etc.), die von der WHO empfohlen werden. Zusätzlich wird angeraten, 2x pro Woche Übungen zur *Muskelkräftigung* mit circa 10 min Dauer zu absolvieren (z. B. Hanteln, Theraband). Vorgeschlagen werden aber auch Kräftigungsübungen, die man einfach in den Alltag einbauen kann (z. B. Bürostuhl als Trainingsgerät).

Alternativ zu den 150 min bei mittlerer Intensität kann man natürlich auch eine *höhere* Intensität wählen, was die empfohlene Wochen-„ration" auf 75 min verringert (z. B. flottes Radfahren, Bergwandern, Schwimmen, Tanzen).

Diese Werte gelten als Minimum, wenn Sie Ihren Gesundheitszustand fördern bzw. aufrechterhalten wollen. Wollen Sie Ihre körperliche Fitness steigern, dann sollten Sie die wöchentlichen Übungseinheiten entsprechend erhöhen, etwa auf insgesamt 300 min pro Woche.

Ohne dass von der WHO explizit empfohlen, sollten Sie zudem auf *Dehnung, Koordination* und *Beweglichkeit* achten!

Übungseinheiten sollten bei mittlerer Intensität mindestens 20 min am Stück betragen, bei höherer Intensität 10 min, und möglichst regelmäßig über die Woche verteilt werden.

Bei den *Altersgruppen* stach uns eine Sache besonders ins Auge. Wenn man das für Erwachsene (18–64 Jahre) empfohlene Ausmaß an Bewegung mit jenem für die Altersgruppe ab 65 Jahren vergleicht, so besteht kein Unterschied! Die angeratenen 150 min Bewegung *mittlerer* Intensität pro Woche, die für Erwachsene angegeben sind, verringern sich für ältere – natürlich gesunde – Personen keineswegs! Im Gegenteil: Bei diesen kommt noch zusätzlich die Empfehlung hinzu, etwas für die Aufrechterhaltung bzw. die Verbesserung ihres Gleichgewichtssinns zu tun!

Als Faustregel bezüglich der Bewegungs*intensität* gilt: *Leichte Intensität* bedeutet, dass sie „kaum als anstrengend empfunden wird"; *mittlere Intensität* heißt, „man kann dabei noch reden, aber nicht mehr singen"; *höhere Intensität* heißt, dass nur mehr kurze Wortwechsel möglich sind.

Noch einmal: Unser Untersuchungsgegenstand ist der positive Effekt von *ausreichender* Bewegung auf das Gehirn. Das Dilemma, dem man sich dabei gegenübersieht, ist allerdings, dass in den Medien oft recht schlampig damit umgegangen wird, was unter *ausreichend* zu verstehen ist. Und das empfinden wir als ärgerliches Manko, denn es kann dazu führen, dass man es sich doch zu leicht oder aber auch zu schwer macht (deshalb auch unser Rückgriff auf die WHO-Empfehlungen).

Wir zitieren hier ein Beispiel, das aus einem stark frequentierten Internetportal für Gesundheitsfragen stammt. Da heißt es: *„Bewegung belebt Körper und Geist" – das ist kein Ammenmärchen, sondern wahr! Statistiken belegen: Wer körperlich aktiv ist,* ***halbiert*** *sein Alzheimer-Risiko. Dafür müssen Sie noch nicht mal Topleistungen bringen. Täglich 30 min* ***leichte*** *Bewegung reichen aus: Spazieren Sie im Wald, benutzen Sie Treppen, arbeiten Sie im Garten oder schwimmen Sie im See. Kurz: Bringen Sie Ihren Kreislauf in Schwung*[3].

(Anmerkung: die Ausdrücke *halbiert* und *leichte Bewegung* wurde von uns Autorinnen in Fettschrift gesetzt, um sie hervorzuheben).

Hmm. Abgesehen davon, dass ich kaum mein Alzheimer-Risiko *halbieren* kann, wenn ich dieses mein individuelles Risiko gar nicht kenne (weil dieses wiederum von Krankheiten wie Bluthochdruck, Diabetes abhängt), klingt eine *Halbierung* doch etwas hochgegriffen. Außerdem ist nicht wirklich klar, an welche Altersgruppe sich die Empfehlung richtet. Weil hier *leichte* Bewegung empfohlen wird, nehmen wir aber an, dass die ältere Generation (65+) angesprochen werden soll. Aus den weiter oben beschriebenen WHO-Empfehlungen ersehen wir, dass für die Generation 65+ keine geringeren Standards gelten als wie für die Erwachsenen (18–64). Nachlassen im Alter gilt also nicht! Die im Internet-Gesundheitsratgeber gemachte Feststellung, dass tägliche 30 min *leichte* Bewegung ausreichen würden, ist schwer zu bewerten. Denn mit 30 min täglich (ergibt pro Woche 210 min) übertrifft man zwar die WHO-Empfehlung von 150 min wöchentlich, dafür lassen sich *leichte* und *mittlere* Bewegungsintensität nur schwer vergleichen.

Nur *leichte* Bewegung, die im WHO-Ratgeber überhaupt nicht (weil zu leicht?) angeführt ist, erscheint auch uns denn doch als zu ineffizient. Denn viele Experten sind der Meinung, dass Bewegung doch so intensiv betrieben werden sollte, dass man dabei, zumindest für kurze Zeit, in ein zumindest leichtes Schwitzen gerät. Heißt, die im Internet-Gesundheitsratgeber empfohlenen Waldspaziergänge und die angeratene Gartenarbeit sollten zumindest zwischendurch in Wirklichkeit so ausfallen, dass Sie *kein* Liedchen mehr dabei trällern!

---

[3]http://www.netdoktor.de/Krankheiten/Alzheimer/Tipps/Alzheimer-Tipps-fuer-Angehoeri-1018.html

Es liegt uns fern, dem eben zitierten Internet-Gesundheitsratgeber Fahrlässigkeit unterstellen zu wollen. Wir möchten nur darauf aufmerksam machen, dass sich solche Portale in vieler Hinsicht gut für eine Erstinformation eignen, weil sie einen Inhalt meist kurz und bündig und in einer verständlichen Sprache darstellen. Für nähere Informationen sollte man allerdings doch die Internet-Seiten einer relevanten Gesundheitsbehörde oder einer spezifischen Vereinigung (wie etwa die diversen Alzheimer-Verbände) aufsuchen.

Eine nächste Unterteilung ist jene in die üblichen Sport*gattungen,* von denen es ja bekanntlich Aber-Dutzende gibt. Von A wie American Football bis Z wie Zumba-Tanzen als eingetragener Markenname. Vom Federball-Spielen bis zum IronMan (mit 3,86 km Schwimmen, 180,2 km Radfahren und 42,195 km Laufen). Darauf tatsächlich einzugehen, ist, wie gesagt, nicht das Thema unseres Beitrags. Insbesondere bei Extrem-Sportarten steht die eine Frage im Vordergrund: Was habe ich von intensiver Bewegung in meinen jungen und besten Jahren, wenn mir dafür im Alter Bewegung versagt bleibt, weil ich mich längst so ziemlich komplett ruiniert habe? Und auch hier besteht allzu oft ein bequemer Trugschluss. Analog zum berühmten Lied „Der Papa wird's schon richten, das g'hört zu seinen Pflichten…" verlassen sich viele darauf, dass die Medizin es eh immer richten wird, und zwar mit ihrem riesigen Arsenal an künstlichen Gelenken und sonstigen Ersatzteilen für den Körper.

Für ältere Menschen, die unter Beschwerden leiden, gilt so viel Bewegung, wie es eben in Anbetracht der Beschwerden noch möglich ist. Menschen mit Herz-Kreislaufproblemen sollten jedes Bewegungsprogramm natürlich zuvor mit ihrem Hausarzt/ihrer Hausärztin besprechen!

„Erwachsene bzw. ältere Menschen sollten jede Gelegenheit nützen, körperlich aktiv zu sein. Jede Bewegung ist besser als keine Bewegung, weil der Wechsel vom Zustand ‚körperlich inaktiv' zum Zustand ‚körperlich geringfügig aktiv' ein wichtiger erster Schritt ist."

Diesen Satz haben wir wortwörtlich den Empfehlungen aus besagter Broschüre entnommen. Man weiß nicht recht, soll man weinen oder schmunzeln über so viel verzweifelte Bescheidenheit, die da durchklingt. Aber es stimmt. Jeder erste Schritt ist wichtig! Und bestehe er darin, dass einer zunächst einmal die mentale Blockade überwindet! Vor allem zur Überwindung dieser Blockade wollten wir beitragen. Denn eines stimmt: Würden wir heute keine derart hohe Lebenserwartung haben, wäre das Thema nicht von dieser Brisanz! Denn gerade, *weil* wir mit einem hochbetagten Alter rechnen dürfen, liegt es – schon früh im Leben – in unserer eigenen

Verantwortung, dass wir dieses hohe Alter einmal, sowohl körperlich als auch geistig, in einer größtmöglichen Frische verbringen!

Was die ***Rechtzeitigkeit,*** den eigenen Lebensstil auf mehr Bewegung umzustellen, betrifft, sei abschließend noch auf einen aufschlussreichen Artikel in der Fachzeitschrift THE LANCET Neurology (Vol. 13, August 2014) verwiesen. In diesem wird eine vom britisch-russischen Forscherteam Norton/Barnes/Yaffe durchgeführte Studie vorgestellt. Ausgehend von weltweit erhobenen Daten aus Metastudien wurden die sieben potentiell veränderbaren Hauptrisikofaktoren untersucht (*midlife* hypertension-Bluthochdruck; Diabetes; Rauchen; geringe Bildung, *midlife* obesity – Fettleibigkeit; Bewegungsmangel; Depressionen). Laut dieser Studie wird geschätzt, dass jeder dritte Demenzfall diesen Risikofaktoren, die häufig koexistieren, zuzurechnen ist – aber besonders zu beachten ist an der Studie Folgendes: Bei Bluthochdruck und Fettleibigkeit wird extra betont, dass es dabei ums *mittlere Lebensalter (midlife)* geht! Was so viel heißt wie, dass diese beiden Risiken unbedingt bereits in unserem mittleren Lebensabschnitt bekämpft werden müssen! Sie wirken sich also, wenn sie unbehandelt bleiben, bereits im mittleren Lebensalter auf eine spätere Demenzgefahr aus![4] www.thelancet.com/journals/laneur/article/PIIS1474-4422(14)70154-1/abstract

Und wenn heute gute Aussichten bestehen, dass Demenzen nicht so stark, wie bisher befürchtet, ansteigen werden, dann wird als eine Quelle die *rechtzeitige* Behandlung von Bluthochdruck und Übergewicht genannt – wenn das keine Motivation ist, frühzeitig und rechtzeitig durch ein Mehr an Bewegung präventiv tätig zu werden!

[4]www.thelancet.com/journals/laneur/article/PIIS1474-4422(14)70154-1/abstract

11

Zusammenfassung „Bewegung und Orientierung" und Tipps & Tricks

Ernestine Leutgeb

11.1 Zusammenfassung

Sich bewegen *können,* war ein entscheidender Schritt in den Anfängen der Evolution, denn es beendete das Ausgeliefertsein des Organismus an Strömungen und Winde. Diese *Motilität* genannte Bewegung aus eigenem Antrieb gab den Lebewesen ein machtvolles Instrument in die Hand, ihr Überleben selbsttätig zu sichern.

Sich bewegen verbraucht allerdings Energie und verschleißt den Körper. Kein Wunder, dass der Mensch danach strebte, Bewegung *auszulagern* und Tiere oder Maschinen dafür einzusetzen. Das kann er, evolutionär gesehen, erst seit Kurzem. Gigantische Leistungen wurden diesbezüglich vollbracht: Motorisierung, Automatisierung, Robotertechnik – Mo*b*ilität statt Mo*t*ilität heißt die Devise.

Die selbsttätige Bewegung scheint überflüssig geworden zu sein. Ein großer Irrtum, wie schon seit Jahrzehnten unsere sogenannten Zivilisationskrankheiten und Wohlstandserkrankungen beweisen, die so gut wie alle durch Bewegungsarmut mit-verursacht sind. Neuerdings schlagen auch Studien über Alzheimer und andere Demenzen Alarm: Mangelnde Bewegung beeinträchtigt nicht nur den Körper, sondern, zum Teil sogar ganz *direkt,* Gehirn und Gedächtnis – etwa, indem die für die Gedächtnisbildung so wichtige Hirnregion des Hippocampus geschädigt wird.

Um also nicht nur den Körper, sondern auch Gehirn und Gedächtnis zu schützen, müssen wir wieder zu einem vernünftigen Maß an Bewegung zurückfinden. Standards sprechen von mindestens 150 min pro Woche an Ausdauer und daneben Kräftigungsübungen.

E. Leutgeb und H. Schloffer, *Mit Bewegung und Geselligkeit Demenz vorbeugen,*
https://doi.org/10.1007/978-3-662-59618-0_11

Ein wichtiger Ansatzpunkt ist, Bewegung wieder als *natürliche* und *selbstverständliche* Begleiterscheinung unseres Alltags zu nutzen. Denn das Extra-Training, z. B. im Fitnessstudio, wird allzu oft schnell langweilig und zudem als ein finanzieller und vor allem *zeitlicher* Luxus empfunden.

Viel öffentlicher Raum ist der *motorisierten* Mobilität zum Opfer gefallen, teilweise auch der Privatisierung. Wir müssen diesen Raum verstärkt zurückfordern für unsere Motilität. Bewegung sollte wieder direkt von der Haustüre weg – in aller Sicherheit – ausgeführt werden können. Es müssen genügend Orte zur Verfügung stehen, wo Bewegung (fast) nichts kostet und diese sollten problemlos mit öffentlichen Verkehrsmitteln erreichbar sein. Die Möglichkeit zum Gehen und Radfahren muss in Ballungszentren wieder selbstverständlich und sicher werden!

Und das Wichtigste: Bewegung sollte kein stures Abarbeiten eines sportlichen Leistungsprogramms sein. Im Gegenteil! Bewegung sollte mit *sinnlichen* Freuden verknüpft sein und uns *einbetten* in die Umwelt. Denn damit werden, so nebenher, Gehirn und Gedächtnis mit den für ihre lange Gesunderhaltung so wichtigen Anregungen und Erfahrungen gefüttert. Denken Sie daran: Der wichtigste Trumpf im betagten Alter ist die *kognitive* Reserve, die man zeitlebens aufgebaut hat!

11.2 Tipps & Tricks

Positiver mentaler Zugang 150 min Bewegung entsprechen zweieinhalb Stunden. Dazu eine Milchmädchenrechnung: Eine Woche hat insgesamt 168 h. Wenn wir 40 h Arbeitszeit pro Woche sowie 7 × 8 h Schlafzeit abziehen, verbleiben immerhin noch 72 (!) Stunden pro Woche, die man für anderweitige Aktivitäten zur Verfügung hat. Da nehmen sich 2 ½ h, die wir für Bewegung reservieren sollten, geradezu lächerlich aus!

Körperliche Aktivität ist nicht gleich Sport Man beachte bitte, dass in den Empfehlungen seitens der WHO bzw. der Gesundheitsministerien von *körperlicher Aktivität* die Rede ist, und nicht von *Sport*. Daher früh darauf achten, welche Sportart man betreibt. Sich die Frage stellen, ob die gewählte Bewegungsform dem Körper (und damit dem Gehirn) auch *langfristig* guttut. Man hat nichts davon, wenn man sich Jahrzehnte einseitig verausgabt und etwa mit 60 feststellt, nichts geht mehr, denn die Gelenke sind kaputt.

Wir wissen inzwischen alle gut genug Bescheid darüber, welche Bewegungsarten am ehesten zu empfehlen sind und welche wir langfristig mit einer gewissen Skepsis betrachten sollten. Selbstredend sind Gehen, Walken, Radfahren, Schwimmen und Langlaufen die wohl gelenkschonendsten Bewegungsarten, die die so wichtige Ausdauer trainieren.

Ebenso selbstredend versteht es sich, dass Sportarten, die wir in einer Mannschaft oder einem Team betreiben, das soziale Miteinander äußerst positiv beeinflussen und stärken. Hier allerdings muss man auf jeden Fall berücksichtigen, dass man mit ihnen oft genug ein erhöhtes Verletzungsrisiko in Kauf nimmt!

Selbstredend versteht es sich auch, dass wir auf eine gute Ausrüstung achten sollten. Es geht nicht darum, das Teuerste vom Teuren zu kaufen oder darum, möglichst attraktiv in der Sportbekleidung auszusehen. Aber wer z. B. ein eingefleischter Wanderer ist, der wird wissen, warum er Wert auf gute, solide Wanderschuhe legt. Ebenso wird, wer viel wandert, dies möglicherweise gern mit Stöcken tun, weil er sich schlicht sagt, mit dem Einsatz der Stöcke entlaste ich meine Knie und trainiere nebenbei meine Schultern und Arme. Wer viel auf Asphalt joggt, wird ebenfalls darauf achten, dass er ein Schuhwerk trägt, das bestmöglich die harten Stöße auf Knie und sonstige Gelenke abfedert. Und so ist es bei jeder Sportart empfehlenswert, sie am besten mit einem Orthopäden oder einem erfahrenen Fachmann/einer Fachfrau zu besprechen. Zusätzlich findet man heute im Internet unzählige Tipps.

Vom Sport zurück zum Begriff *körperliche Aktivität:* Diese sollte dennoch als eine gewisse Herausforderung verstanden werden! Däumchen-Drehen fällt jedenfalls nicht unbedingt darunter. Besser also, zügig gehen anstatt den Bummelzug spielen. Ab und zu nach Luft schnappen, schadet nicht, und für ein leichtes Schwitzen braucht man sich nicht genieren (natürlich gilt das nicht für gesundheitlich vorbelastete Menschen!).

Sich wieder mehr Zeit für das Kleine nehmen Der moderne Mensch wird gern als Homo oeconomicus bezeichnet. Das meint aber nicht nur seine Rolle in unserer globalen Wirtschaftswelt, sondern dass er in allen seinen Lebensbereichen möglichst ökonomisch handelt. Effizienz ist zum obersten Gebot geworden, und deshalb sollte aus möglichst wenig Zeit möglichst viel Leistung herausgepresst werden. Nach dem Motto „Zeit ist Geld" ist es vielen von uns ein Gräuel geworden, *sinnlos* Zeit zu verschwenden. Und als sinnvoll gelten in dieser Sichtweise nur Betätigungen, die auch ein Ziel und eine Begründung haben, also einen bestimmten Zweck erfüllen. Zeitmanagement ist angesagt.

Im Namen dieser Effizienz und im Sinne eines Zeitmanagements empfinden wir es z. B. natürlich gescheiter, *einen* Riesen-Einkauf pro Woche zu machen, anstatt sich drei-, viermal die Woche in den nächsten Lebensmittelladen aufzumachen (Gott, was für eine Zeitverschwendung!). Der Rieseneinkauf lässt sich aber nur mit dem Auto bewerkstelligen, die kleineren Einkäufe hingegen könnten wir zu Fuß oder per Fahrrad erledigen – eine natürliche Quelle für ein Mehr an Bewegung! Wir sollten also den Reiz der Zeitverschwendung und des Umwegs wiederentdecken!

Viele unserer Lebensbereiche sind von diesem Gedanken der Ökonomie und Effizienz derart durchdrungen, dass es uns gar nicht mehr auffällt. Deshalb funktioniert in Haus und Garten heute fast alles mit elektrischem Antrieb. Jalousien öffnen und schließen per Knopfdruck, die Markise wird elektrisch aus- und eingefahren, selbst für den kleinen Garten betreibt man einen motorisierten Rasenmäher bzw. Mähroboter. Zudem beschäftigt man für die gröbere, anstrengende Hausarbeit – weil sogar ökonomisch vernünftig – eine Putzhilfe, etc. Auch wenn Sie auf Ihre Putz-„Perle" nicht verzichten wollen, ab und zu die Fenster selber zu putzen oder den Staubsauger durch die Wohnung spazieren zu führen, schadet nicht! Oder denken Sie zumindest bei Ihrer nächsten Anschaffung eines Geräts daran, ob dieses wirklich elektrisch betrieben sein muss.

Und auch unsere ***Hände*** kommen zu kurz, denn man schneidet kein Gemüse mehr umständlich mit der Hand klein oder knetet gar händisch einen Teig, sondern man überlässt das alles den diversen Küchengeräten. Dabei ist Kraft und Geschicklichkeit in den Händen im Alter besonders wichtig (Beispiel Schraubverschlüsse). Zudem hat kaum ein Körperteil derart viele Nervenverbindungen zum Gehirn und beschäftigt dort derart viele Neuronengruppen wie eben die Hände!

Bewusst Gleichgewicht und Orientierung trainieren Machen Sie es sich bewusst zur Aufgabe, sowohl Ihren Gleichgewichtssinn als auch Ihren Orientierungssinn zu trainieren! Man darf auch als Erwachsener über ein Hindernis balancieren und auch im Büro mal auf einem Bein herumstehen. Wenn Sie ein unbekanntes Gebäude betreten und um ein paar Ecken müssen, achten Sie darauf, in welche Himmelsrichtung Sie gerade wechseln. Interessieren Sie sich auch in der freien Natur bewusst dafür, in welche Himmelsrichtung Sie gerade gehen. Freuen Sie sich über die Vorstellung, dass Ihr Gedächtnis permanent Landkarten anfertigt. Unterstützen Sie es bei dieser Arbeit. Desorientierung im Raum ist ein frühes Alarmsignal für Demenz. Bewegung hilft, die Umgebung zu erforschen und dient auch dazu, Sie im Raum zu *verankern!*

Sich recken und strecken ist wichtig Halten Sie Ihren Körper mit Dehnungsübungen und Gymnastik geschmeidig. Beobachten Sie immer wieder, welche Bewegungen Ihnen schwerzufallen beginnen (z. B. das Bücken), wo Sie *steif* zu werden anfangen. Lassen Sie möglichst lange *nicht* zu, dass Sie zum Binden der Schnürsenkel den Fuß auf einen Hocker stellen müssen. Man fühlt sich weitaus wohler und auch *sicherer* in einem gelenkigen und lockeren Körper!

Raus in die Natur Wenn Sie die Wahl haben, dann bewegen Sie sich lieber draußen in der (freien) Natur als am Fitness-Gerät. Es geht nicht nur um die frische Luft und den Sauerstoff für Gehirn und Körper, es geht um den Augen- und Ohrenschmaus, es geht um die sinnliche Wahrnehmung des Sehens, Hörens, Riechens und Fühlens! Ein kleiner Teil des Gedächtnisses wird zwar auch durch eine trockene Matheübung trainiert, doch im Wesentlichen bezieht unser Gedächtnis seine tiefgehenden Erfahrungen über unsere fünf Sinne. Je mehr sinnliche Anhaltspunkte aus der Außenwelt sich verknüpfen lassen, umso mehr Synapsenverbindungen. Und je mehr Synapsen, umso größer die Gehirnreserve, also jener Vorrat, von dem man im betagten Alter zehren kann.

Suchen Sie sich Bewegungs-Gefährten! Sich gemeinsam bewegen macht meist mehr Spaß, bringt Abwechslung und Anregung, und es stärkt freundschaftliche Bande!

Teil IV

Schutz Durch Vielfältige Sozialkontakte

Es hat sich weitgehend herumgesprochen: Damit wir uns vor einer Demenz im Alter schützen, braucht es unbedingt eine geistige, mentale, kognitive Aktivierung unserer Gehirne. Also stürzen wir uns auf Gehirnjogging, knifflige Denksportaufgaben und alles, von dem wir meinen, dass es unser Gehirn und Gedächtnis trainiert. Das geht so weit, dass wir abends allein vor dem PC sitzen und uns durch die Aufgaben eines Gedächtnistrainingsprogramms ackern. Dabei vergessen wir auf das Aller-Nächstliegende, auf das natürlichste Betätigungsfeld für unser Gehirn: unsere zwischenmenschlichen Beziehungen, unsere Sozialkontakte im engeren und weiteren Sinn.

Wenn wir von zwischenmenschlichen Beziehungen sprechen, haben wir meist den psychischen Wohlfühlfaktor im Blick – Schutz, Wärme, Geborgenheit, Anerkennung, Anregung. Viel zu wenig bewusst war uns bisher, wie viele hochkomplexe und arbeitsintensive Prozesse im Gehirn ablaufen müssen, damit wir unsere Sozialkontakte im weitesten Sinn – auch weniger erwünschte – bewältigen können. So ist etwa das Lesen und Interpretieren einer Mimik und Gestik eine unvergleichliche Leistung, die wir nur zustande bringen, weil uns die Evolution zum Kooperieren mit allen möglichen Menschen gezwungen hat. Ein Rückzug aus dem geselligen Leben bedeutet daher, wichtiges Futter für das Gehirn zu verschmähen, mit dem Risiko der Entwicklung einer Demenz. Einsamkeit ist nicht nur schmerzhaft, sie lässt auf lange Sicht das Gehirn verkümmern. Wollen wir unsere geistige Frische bis ins hohe Alter bewahren, dann hilft – anstatt Hirn-Jogging – nur eines: Offenheit und ständige Bereitschaft, Kontakte jedweder Art bejahend anzunehmen.

12

Das Miteinander brauchen, wollen, müssen?

Ernestine Leutgeb

12.1 Lebenssinn und sozialer Kitt

Egal welche Lebensetappe: Wenig beschäftigt den Menschen auf seiner Reise durchs Leben mehr als seine zwischenmenschlichen Beziehungen: ob es die hoffentlich in Geborgenheit verbrachte Kindheit ist; die Jugendzeit mit ihren unzertrennlichen Freundschaften; das Herzklopfen der großen Liebe; das Glück der eigenen Familie; die Großelternschaft; das gute Auskommen mit Nachbarn und Kollegen; sowie, nicht zu vergessen, der eigene Platz und Status in die Gesellschaft insgesamt – bis zum fernen Tod hängt ein Gutteil unserer psychischen Kraft davon ab, wie angenommen als Individuen und wie eingebettet ins weite Spektrum möglicher Beziehungsarten wir uns empfinden. Überhaupt machen für die allermeisten von uns die vielfältigen Bindungen das aus, was wir als den *Sinn* des Lebens bezeichnen.

Allerdings geht es nicht nur um unser aktuelles, individuelles Leben. Die Frage, *wie* man zwischenmenschliche Beziehungen gestaltet, damit sie gelingen oder auch nur ein halbwegs friedliches Zusammenleben in einer Gemeinschaft garantieren, ist so alt wie die Menschheitsgeschichte selbst. Ohne den instinktiven Zusammenhalt eines Clans hätte der Mensch wohl nicht einmal die Bühne der Steinzeit betreten. Diese Clans waren *egalitär* strukturiert. Das heißt, es herrschte bei der Aufteilung einer Jagdbeute mehr oder minder Gleichberechtigung zwischen den Clan-Angehörigen, und einen beherrschenden Anführer gab es nur in Notsituationen.

E. Leutgeb und H. Schloffer, *Mit Bewegung und Geselligkeit Demenz vorbeugen*,
https://doi.org/10.1007/978-3-662-59618-0_12

Um dieses Leben in voneinander unabhängigen Clans war es aber mit der Sesshaftwerdung des Menschen (vor etwa 12000 Jahren) endgültig geschehen. Immer mehr Clans mussten sich zusammenraufen. Die damit immer größer werdenden Gesellschaftsverbände, bis herauf zu unseren heutigen Staatsgebilden und bis zu unserer globalen *Dorf*wirtschaft, hätten – überlebenstechnisch – möglicherweise nicht sein m*üssen,* aber da stehen wir nun einmal. Die heutige Kleinfamilie oder gar der Einzelkämpfer sind eigentlich nichts als Luxus, der nur möglich ist, indem übergeordnete staatliche Einrichtungen mehr und mehr die wichtigste Funktion übernommen haben, die das Individuum braucht, nämlich seinen Schutz.

Von der Evolution her besehen, war also der egalitäre Clan der Jäger-und-Sammler-Ära über hunderttausende Jahre hinweg das bestimmende Gemeinschaftsgebilde gewesen. Es ist deshalb kein Wunder, dass wir diese Urform eines Zusammenlebens bis heute als genetische Struktur in uns tragen. Sie macht das aus, was die Wissenschaft gern als unsere *erste Natur* bezeichnet: Instinkt, Intuition, Triebleben, Emotionen und Gefühle. Auf der Ebene des Gehirns ist diese Welt, abgesehen vom Stammhirn, hauptsächlich im sogenannten *Limbischen System* beheimatet. Dieses limbische, emotionale System ist weitaus älter als unsere sogenannten *höheren* Hirnfunktionen, die in der Großhirnrinde (vor allem im Neokortex) siedeln, so alt sogar, dass wir es mit allen Säugetieren teilen.

Der entscheidende, dramatische Wendepunkt in der Evolution war also, da sind sich viele Experten[1] einig, das Sesshaftwerden. Die Notwendigkeit eines Zusammenlebens in größeren Verbänden erzwang endgültig die Ausbildung bzw. *Verinnerlichung* einer *zweiten Natur* des Menschen, und diese zweite Natur bedeutet die Unterwerfung unter ein *Autoritätsprinzip,* um so die plötzliche direkte Konkurrenz zwischen den Clans einzudämmen. Nicht von Ungefähr hat uns die Sesshaftigkeit deshalb das beschert, was wir heute – im Unterschied zum animistischen Naturell des Urmenschen – unter Religionen verstehen. Und alle diese Religionen haben nicht von Ungefähr den Umgang mit dem näheren und ferneren Nächsten ins Zentrum ihrer Betrachtung gerückt. Unser monotheistischer Gott, der sich daraus entwickelte, war sozusagen nur die „Ausrede", der ferne Kristallisationspunkt, das Bezugsobjekt, damit entsprechende Regeln und Gebote für ein Zusammenleben durchgesetzt werden konnten und eine Chance auf deren Befolgung gegeben war. Jemand wie Moses mit seinen Gesetzestafeln wusste nur allzu gut, was auf dem Spiel stand. Es galt Mord, Totschlag und

[1]Siehe etwa Emerich Sumser, Evolution der Ethik oder Carl van Schaik, Das Tagebuch der Menschheit.

Vergewaltigung zu verhindern. Den Evolutionsbiologen und Bestsellerautor Carel von Schaik veranlasste diese Problematik gar zu dem folgenden Statement: *„Das Sesshaftwerden war der größte Fehler der Menschheitsgeschichte.“* (Carel van Schaik und Kai Michel 2016). Und der Hirnforscher Michael Gazzaniga spricht von einer *doppelten* Evolution, also einer Koevolution(Gazzaniga 2011), zu der es in der Folge kam: einerseits Fortbestand unserer primären Natur und andererseits die Entstehung dessen, was wir unter Zivilisation verstehen.

12.2 Erste und zweite Natur des Menschen – Das Wunder ihrer Vereinbarkeit

Dass der Mensch seine ursprüngliche erste Natur, die geprägt ist vom eher gleichberechtigten und überschaubaren Clan-Leben, in Einklang bringt mit seiner zweiten, autoritär geprägten Natur, die ihn zur Kooperation in größeren Gesellschaftsverbänden befähigt, grenzt – gemessen an der übrigen Säugetierwelt – tatsächlich an ein Wunder. Eine wichtige Voraussetzung für dieses Wunder ist unser *präfrontaler Kortex (PFC),* der vordere Teil unseres Stirnhirnlappens, der als Sitz unser Persönlichkeit gilt. Selbst von unserem nächsten Verwandten, dem Schimpansen, mit dem wir genetisch bis zu 99 % übereinstimmen, hebt uns dieser hinter der Stirn liegende Teil unseres Gehirns ganz entscheidend ab *(mehr dazu später).* Die Fähigkeit zur zwischenmenschlichen Kommunikation ist somit kein ätherisches, rein geistiges Konzept, sondern sie setzt *konkrete, biologische* Hirnmasse und vor allem *komplexe Verschaltungen* voraus. Ein Menschen- und Schimpansenbaby kommen mit etwa der gleichen Hirnmasse (etwa 400 g) zur Welt. Während diese Hirnmasse beim Schimpansen kaum zunimmt, verdreifacht (!) das ständig begierig lernende Menschenbaby bis ins Erwachsenenalter dieses Gewicht (auf ca. 1300 g). Dieses Lernen geschieht vor allem durch alle nur erdenklichen Begegnungen mit seiner Umwelt. Unter einer Verarmung an Sozialkontakten leidet also nicht nur unsere emotionale erste Natur und unsere psychische Verfasstheit! Sie bedeutet eine gehemmte und verzögerte Entwicklung im Kindheitsalter und später eine arge Unterbeschäftigung unserer höheren Hirnfunktionen!

Was hätten die im letzten Jahrhundert sich etablierenden Wissenschaften wie Psychiatrie, Psychologie und Soziologie ausrichten können, hätten sie bereits über die heute – dank „Hirnscanner" – so selbstverständlichen Einblicke in das lebendige, physische Gehirn verfügt! So aber mussten sie sich eher mit Fragen ihrer Existenzberechtigung herumschlagen und schienen dann auch – angesichts von zwei verheerenden, erstmals weltweit ausgetragenen Kriegen und angesichts der Gräueltaten faschistischer Regime – in schier vernichtender Weise diskreditiert. Denn welch wohlmeinende Konzepte zur *Veränderbarkeit* (bzw. Zähmbarkeit) der menschlichen Psyche und damit auch zur Veränderbarkeit des menschlichen Miteinanders sie auch vorgelegt hatten, bewahrheitet hatte sich anscheinend wieder einmal nur eines: der Abgrund der menschlichen Seele, die Grausamkeit, zu der die erste Natur der Menschen fähig ist, offensichtlich auch dann, wenn man den Menschen an rigorose Gebote und Verbote bindet. Wie oft hat sich der arme Moses im Verlauf der hoch gepriesenen *Zivilisations*geschichte schon im Grab umdrehen müssen! Wo aber sonst ansetzen, damit ein Zusammenleben von Menschen auf einer breiteren Basis als jener des überschaubaren Clans in einer wünschenswerten Weise verläuft? – darüber herrscht bis heute eine gewisse Ratlosigkeit.

Psychologische und soziologische Thesen und Überlegungen begannen zwar einige Zeit nach dem Zweiten Weltkrieg wieder zu boomen und sie stiegen in Form von allerhand populärwissenschaftlicher Literatur quasi herab von ihrem erhabenen Olymp. Aber angekommen in den Niederungen des Allerwelts-Menschen schienen sie erst recht wieder Missverständnisse zu erzeugen und so manche esoterische Blüte auszutreiben. Wie auch immer: Jedenfalls litten sie bis vor Kurzem immer noch an dem Manko, dass sie bloß *Außen*ansichten der menschlichen Psyche liefern konnten und dementsprechend anfällig waren für neuerliche Anzweiflungen und wissenschaftliche Zwistigkeiten.

12.3 Die Hirnforschung bringt Licht ins Dunkle

Man sollte daher tatsächlich nicht unterschätzen, wie grundlegend sich die Lage innerhalb von nur wenigen Jahrzehnten geändert hat. Es geht nicht nur darum, dass wir seit den 1990er-Jahren dank *Hirnscanner* umfassende Einblicke gewinnen können ins Gehirn-*Innen*leben und ihm *live* beim Arbeiten zuschauen können. Noch *vor* diesen aufregenden Livebildern, die uns diese neue fMRT-Technologie (funktionelle Magnet-Resonanz-Tomographie) liefert, hatte sich eine weithin unterschätzte Hirn-, Neuro-, Kognitions- und auch Demenzforschung entwickelt (sie musste auch vorsichtig agieren, denn unter der Generalbezeichnung Psychiatrie war sie mit den NS-Verbrechen – zurecht – arg in Verruf geraten). Schon im Einführungskapitel haben wir berühmte Namen, wie den Gedächtnisforscher und Nobelpreisträger 2000, Eric Kandel, oder den Demenzforscher David Snowdon erwähnt. Nicht nur die Computertechnologie an sich, sondern deren Arbeiten und die zahlreicher weiterer „Hirn"-Experten haben die Entwicklung der fMRT-Technologie erst so richtig vorangetrieben! Man wollte *biologisch* untermauern, warum der Mensch in bestimmten Situationen so und nicht anders reagiert, und die Prozesse, wie Erinnerung und Gedächtnis gebildet werden, verstehen lernen. Und das alles kam wiederum den weitgehend im Bereich der „Geistes"-Wissenschaften angesiedelten Disziplinen der Psychologie, Philosophie und Soziologie zugute. Weitere naturwissenschaftliche Forschungsbereiche entstanden bzw. erhielten enormen Auftrieb, so etwa die Neurobiologie oder die Kognitionsforschung. Damit konnte so manche These, wie zwischenmenschliche Kontakte funktionieren, tatsächlich endlich auf das lang ersehnte *biologische Fundament* gestellt werden.

Die Hirnforschung und verwandte Disziplinen verfolgten zwar nicht den speziellen Zweck, die *Psyche,* und damit das Gefühls- und Seelenleben des Menschen zu ergründen. Sie waren voll ausgelastet damit, das Gehirn erst einmal zu kartographieren und vor allem seine hochkomplexen Funktionsweisen und Verschaltungen verstehen zu lernen. Daraus ergaben sich aber – quasi als Nebenprodukt – wichtige Erkenntnisse, etwa darüber, wie im Gehirn Gefühl und Verstand zusammenwirken – und in diesem Zusammenspiel liegt nun einmal der entscheidende Faktor dafür, wie der Einzelne mit seiner Außenwelt umgeht und zurechtkommt.

Nicht mehr und nicht weniger als unsere abendländische Philosophie stand und steht mit der Hirnforschung plötzlich auf dem Prüfstand! Zum Beispiel trägt ein bahnbrechendes Werk der Hirnforschung nicht umsonst den provokanten Titel *„Descartes' Irrtum" (Antonio Damasio). „Ich denke, also bin ich",* hatte der einflussreiche Philosoph René Descartes (1596–1650) bekanntlich postuliert und damit – ganz in der Tradition der Aufklärung – dem Verstand und der Vernunft die mehr oder weniger uneingeschränkte Oberherrschaft über unser Handeln zugesprochen. Diese Sichtweise hat sich (trotz der faschistischen Gräuel, wo Verstand und Vernunft offensichtlich relativ schnell hinweggefegt worden waren) bis heute erstaunlich hartnäckig gehalten. Nur: Wo genau im Gehirn säße denn dieses Monarchenpaar aus Verstand und Vernunft, gibt es da quasi einen „Thron", von dem aus sie über ihre Untertanen, die Gefühle und Emotionen, herrschen, über jenen Bereich regieren, der für unsere zwischenmenschlichen Kontakte ausschlaggebend ist?

(Gazzinaga 2011) Denn wir verwenden heute zwar gern nüchterne, ökonomische Vokabel auch für unsere Beziehungen (etwa: ich habe in diese Beziehung viel *investiert*), aber wirklich wichtig sind uns jene, die uns gefühlsmäßig *bewegen!*

Aus gutem Grund widerspricht inzwischen nicht nur der Neurowissenschaftler und Bewusstseinsforscher Antonio Damasio diesem Konzept einer angeblichen Oberhoheit der Vernunft energisch. Die Neurowissenschaften sind nämlich mittlerweile tatsächlich in der Lage, *biologisch* zu beweisen, dass unsere Gefühlswelt einen weitaus größeren Anteil an unseren – vordergründig als vernünftig angesehenen – Entscheidungen hat, als wir bislang dachten. Emotion schlägt letztlich tatsächlich Verstand (wobei das, was wir Verstand nennen, wiederum aus dem Zusammenwirken verschiedener Teilfunktionen unserer höheren Hirnregionen besteht), und das nicht nur in Extremsituationen, wo Überlebensängste ins Spiel kommen *(dazu später mehr)!* Das ist nun mal, rein biologisch, so. Und weil wir zwar psychologische und soziologische Konzepte anzweifeln, aber die *biologischen* Funktionsmuster unserer Gehirne nicht außer Kraft setzen können, kann es nur ratsam sein, wir anerkennen endlich diese biologischen Gesetze und Vorgaben und entwickeln Strategien, damit umzugehen. Und zwar, *bevor* wir erneut vor dem stehen, was wir gern die rätselhaften Abgründe der Seele nennen! Denn mit unserem modernen Wissen können wir uns nicht mehr darauf ausreden, wir hätten die Macht und Wucht (positiver wie negativer) Gefühle wieder einmal unterschätzt. Dies ist ein Aspekt, der gerade heute hochaktuell ist. Schlagwörter, wie die einer zunehmenden Polarisierung der Gesellschaft, einer *Verrohung* des Umgangs miteinander und einer gar epidemisch grassierenden Vereinsamung, betreffen uns als Individuen nicht nur am Rande, sondern spielen direkt in unsere eigenen zwischenmenschlichen Kontakte hinein.

Die Erkenntnisse aus der modernen Hirnforschung sind neben der Psychologie und Soziologie sozusagen zur dritten (und möglicherweise wichtigsten) Säule im Verständnis, wie Sozialkontakte funktionieren, geworden. Die Forscher waren wohl selbst erstaunt, *wie ungeheuer viele* Hirnareale in komplexen Schaltkreisen zusammenspielen müssen, damit wir unser Leben in einem Gemeinschaftsverband bewältigen! Kleines Beispiel: Das Gesicht eines Gegenübers zu erkennen und seine Mimik zu lesen und zu interpretieren, ist uns im Alltagsleben ganz selbstverständlich. Was allerdings das Gehirn dazu leisten muss, ist enorm *(dazu später mehr).* Wie tragisch der Verlust dieser Funktionen ist, wird einem bewusst, wenn ein Alzheimer-Patient im fortgeschrittenen Stadium seiner Krankheit nicht einmal mehr seine engsten Familienangehörigen (wieder-)erkennt!

Um zu verstehen, warum unsere Sozialkontakte für unser Gehirn so wichtig sind, reicht es bei Weitem nicht, sich nur die aktuelle gesellschaftliche Lage anzusehen. Unser Gehirn hat eine lange, lange Evolutionsgeschichte hinter sich. Dass es heute derart einzigartig und hochkomplex dasteht, verdankt es zum Großteil einer über hunderttausende Jahre währenden Schule mit zwei Lehrmeistern: das Zusammenleben-Dürfen zum einen und zum anderen das Auskommen-Müssen mit unterschiedlichen Angehörigen der Spezies Mensch.

12.4 Es geht nicht nur um das psychische Wohlbefinden

Klar doch: Bei einer angeregten Diskussion oder gar einer hitzigen Debatte, wo es um Argumente und ganze Argumentationsketten geht, über die wir den Überblick bewahren müssen, gestehen wir unserem Gehirn zu, dass es arbeiten hat müssen. Aber ansonsten steht, wenn wir an unser gängiges Sozialleben denken, viel eher unser psychisches Wohlbefinden im Vordergrund, das wir aus unseren Beziehungen buchstäblich *beziehen.* Ein Zusammensein innerhalb der Familie, im Freundes- und Bekanntenkreis sowie am Arbeitsplatz oder sonst wo wollen wir ja gar nicht als *Gehirnarbeit* ansehen, sondern da geht es im Gegenteil eher um ein mehr oder weniger gemütliches Dahinplätschern. Oft sehen wir unser Gehirn dabei geradezu in einem Entspannungs- oder gar Schläfrigkeits-Modus. Aber gerade hier unterschätzen wir grob, wie auf Draht unser Gehirn sein muss, um dieses vermeintliche Dahinplätschern gut über die Bühne zu bringen.

Gerade unsere gängigen zwischenmenschlichen Kontakte sind, auch hinsichtlich einer Demenzgefahr, einer der wichtigsten Schutzmechanismen für unser gesamtes Gehirn!

Warum? Einfach weil trotz des vordergründig unangestrengten Dahinplätscherns hier ein reger Austausch zwischen unseren emotionalen Strukturen und den höheren Hirnfunktionen unter starker Einbindung unserer so wertvollen Gedächtnisfunktionen stattfindet. Mit jemandem einfach nur herumblödeln setzt eine Vertrautheit voraus. Vertrautheit kommt aber nicht aus ohne eine Kette von einschlägigen Erinnerungen. Und damit ist Herumblödeln möglicherweise eine weitaus größere Hirn- und Gedächtnisleistung als in einer Podiumsdiskussion einem Kontrahenten intellektuell die Stirn zu bieten.

Dies bedeutet: In unserem banalen, alltäglichen Umgang mit anderen Menschen, der quasi spielerisch vor sich geht, werden, ohne dass es uns bewusst ist, Gehirn und Gedächtnis besonders auf Trab gehalten! Wichtig dabei ist einerseits die ständige Vermittlung zwischen unserer ersten emotionalen Natur, die nun einmal tief geprägt ist von dem urzeitlichen *Bedürfnis* nach einem Kreis aus verlässlichen Vertrauten, und unserer zweiten Natur, die oft genug im *Zwang* besteht, mit anderen Menschen als unserem unmittelbaren „Clan" auskommen zu müssen. Und wichtig sind andererseits gerade jene Hirnbereiche (wie der vorhin erwähnte präfrontale Kortex), die uns als Menschen so stark abheben vom Rest des Tierreiches. Es kann nicht oft genug betont werden: Wir verdanken viele unserer sogenannten *höheren* Hirnfunktionen eben nicht, wie man vor den heute möglichen Einblicken ins Gehirn gerne annahm, den laufenden *handwerklich-technischen* Fortschritten in der menschlichen Evolution. Es ist also nicht nur die Tatsache, dass wir im Unterschied zum Steinzeitmenschen mit seinen primitiven Werkzeugen heute eine Marssonde ins Weltall schicken können, die uns so besonders macht. Was uns so besonders macht, ist vor allem unsere Fähigkeit zur Kooperation mit unseren Artgenossen!

Beide Entwicklungen, also technische und soziale, konnten nur Hand in Hand gehen. Sie bedingten sich wechselseitig und führten ab der Sesshaftwerdung zu der nie zuvor in der langen Evolutionsgeschichte derart rasend schnell sich bewegenden Aufwärtsspirale, an dessen vorläufigen Endpunkt wir heute stehen. Dieser vorläufige Endpunkt lässt sich charakterisieren mit den Schlagworten *(endlich) freie Persönlichkeitsentfaltung* und *(endlich) Ausleben der eigenen Individualität.* Es scheint, als hätten wir heute (endlich) das Dilemma, dass wir Sozialkontakte einerseits brauchten und andererseits zu solchen verdonnert waren, überwunden. Das heutige Individuum kann es weitgehend halten, wie es ihm beliebt. Es kann sich zwar die Nachbarn und die Kollegen am Arbeitsplatz nur selten aussuchen, aber ob es einen Kontakt über ein Mindestmaß hinaus eingeht oder ihn sogar völlig ablehnt, und *welche* Kontakte es eingeht oder ablehnt, bleibt ihm selbst überlassen, geschieht auf einer Basis der Freiwilligkeit. Dies vor allem deshalb, weil das heutige Individuum in der Regel *materiell unabhängig* ist. Die Sippe, die Großfamilie, die gemeinsam ihren Lebensunterhalt erwirtschaftet, existiert nur mehr als Randerscheinung, etwa im bäuerlichen Umfeld. Und die Hausfrau von früher, die finanziell von ihrem Ehegatten abhängig war, ist heute zur Rarität geworden. Den anderen zu *brauchen* oder ihn erdulden zu *müssen* ist inzwischen weitgehend ersetzt durch ihn *wollen* oder eben *nicht wollen.*

Paradoxerweise wäre gerade diese *Individualisierung* der Gesellschaft, wie wir sie heute, im Guten wie im Schlechtem, erleben, niemals möglich gewesen ohne das mächtige soziale Instrumentarium, das sich der Mensch sowohl in der Gestaltung seines Innenlebens (präfrontaler Kortex, Ausgleich zwischen Gefühl und Verstand) wie auch der Gestaltung seines Außenlebens (z. B. der Staat übernimmt die wesentlichen Überlebensgarantien) über die Jahrtausende so hart erkämpft hat.

12.5 Der Mensch als Einzelkämpfer steht (noch) nicht auf dem Plan der Evolution

Wir sollten allerdings nie vergessen, wie blutjung im Vergleich zur Evolution die Vorstellung vom Menschen als unabhängiger Individualist noch ist. Einzelkämpfer hat es zwar immer gegeben, aber die Form des Massenhaften, in der er heute auftritt, ist erst einige Jahrzehnte alt. Sich seine Kontakte weitgehend selber aussuchen zu *dürfen,* kann zudem ja auch als ein *Müssen* wahrgenommen werden, als etwas, das mit Arbeit verbunden ist. Jedenfalls muss man dabei von sich aus aktiv werden, und die berechtigte Frage ist, wie gut oder schlecht geübt wir noch sind im Schließen von Kontakten. Gibt man in Google das Stichwort „Einsamkeit" ein, erhält man fast 8 Mio. (!) Einträge, gibt man „loneliness" ein, fast 50 (!) Mio., und unzählige Medienberichte scheinen zu beweisen, wie sehr uns das Thema Einsamkeit unter den Nägeln brennt. So ging Ende Januar 2018 eine zunächst kurios anmutende Meldung durch die Medien: Die britische Regierung hat in der Person einer gewissen Tracey Crouch einen eigenen „Minister for Loneliness" ernannt! Man glaubt sich verhört zu haben und googelt die Sache. Und tatsächlich, man findet unzählige Artikel dazu, z. B. vom LiveScience-Magazin (www. livescience.com/61466-ministry-of-loneliness.html). *Why the UK just appointed a Minister for Loneliness* lautet der Titel, und der Artikel zählt einige Gründe auf, warum es sinnvoll erscheint, dass sich ab nun eine staatliche Institution des Phänomens der Vereinsamung annimmt. Es geht nicht um reine Mitmenschlichkeit, sondern das schwerwiegendste Argument sind die Gesundheitskosten! Denn Einsamkeit führt zu nicht unbeträchtlichen gesundheitlichen Schäden, darunter eine höhere Infektionsanfälligkeit, indem sie das Immunsystem schwächt. Und für Einsame steigt die Wahrscheinlichkeit, früher zu sterben, um 26 %. Alle diese Daten sind natürlich mit in renommierten Fachjournalen (wie *The Lancet*) veröffentlichten Studien untermauert. Die genannten 26 % beziehen sich auf Großbritannien. Aber wir können getrost davon ausgehen, dass der Wert für alle anderen europäischen Länder ähnlich hoch ist.

Wichtig ist festzuhalten: Die Hirnforschung hat herausgefunden, dass Einsamkeit im Gehirn das *gleiche* Areal aktiviert, das auch bei *körperlichen* Schmerzen aktiv ist. Der Schmerz der Einsamkeit ist also einem körperlichen Schmerz gleichzusetzen (*vgl. Manfred Spitzer – Einsamkeit – Die unerkannte Krankheit* (Spitzer 2018)).

Die Todeswahrscheinlichkeit liegt bei einsamen Menschen also um Viertel höher als bei den Nicht-Einsamen. Einen Zyniker könnte dieses verfrühte Sterben einsamer Menschen zu folgender Bemerkung hinreißen: Ist doch genial, oder? Wer früher stirbt, ist nicht nur länger tot, sondern verringert, weil er schon tot ist, sein Risiko, einmal im betagten Alter Alzheimer oder eine andere Demenzform zu entwickeln. Sein Vergleich hinkt aber leider. Denn Einsamkeit bedeutet Stress, begünstigt zudem das Auftreten von Depressionen und beschleunigt, wie weitere Untersuchungen zeigen *(dazu später mehr),* den Ausbruch von Alzheimer und anderen Demenzen enorm.

Paradox ist es allemal. Die Evolution hat uns alle erdenklichen Voraussetzungen mitgegeben, die uns zur Kommunikation und zur Kooperation mit anderen bestens befähigen würden. Einsamkeit ist daher (zumeist) höchstens eine *emotionale* Sache. Unser biologisches Gehirn jedenfalls braucht keine neuen Verschaltungen zu entwickeln, die uns anpassen müssten an unsere heutigen Formen des Zusammenlebens. Im Gegenteil: Wir müssen eher darauf achten, dass wichtige Hirnfunktionen, die uns dank vielfältiger Sozialkontakte bis ans Lebensende geistig gesund erhalten können, mangels Gebrauch nicht verkümmern.

Eines muss hinzugefügt werden: Wir neigen heute dazu, Sozialkontakte verengt unter dem Blickwinkel zu betrachten, dass sie uns psychisches Wohlbefinden verschaffen sollen. Gegen diesen *Anspruch* auf ein psychisches Wohlbefinden ist zwar nichts einzuwenden, aber ein wenig geraten Sozialkontakte damit doch zum Mittel zum Zweck. Ich lasse mich dann nur auf jenen Teil meiner Umgebung ein, der mir quasi von vornherein die Behaglichkeit einer Kuschelecke verspricht, und weniger angenehme Begegnungen wehre ich von vornherein ab oder blende sie aus (etwa, indem ich mit zugestöpselten Ohren durch die Gegend laufe). Der Begriff Sozialkontakte ist aber umfassend zu verstehen, inkludiert also auch solche, die einen emotional herausfordern und auf die unser Gehirn eine andere Antwort braucht als *Ich hab dich lieb und du hast mich lieb.*

Jedenfalls muss die Frage gestattet sein, warum der gegenwärtige Trend zur Selbstbedienung und zum Do-it-Yourself, hinter dem zwar beinharte ökonomische Interessen stehen, beim Publikum so großen Anklang findet.

Natürlich, es ist *praktisch,* seinen Bankverkehr *online* zu erledigen oder sich seine Lebensmittel bis an die Wohnungstür liefern zu lassen. Aber geht es unterschwellig nicht (auch) darum, Kontakte, die potentiell auch weniger angenehm ausfallen könnten, von vornherein zu vermeiden? Ist es nicht paradox, dass – zumindest in den Medien – zum einen eine angeblich immer größer werdende Einsamkeit beklagt wird, zum anderen die gegenwärtig vorangetriebene Minimierung von zwischenmenschlichen *Berührungspunkten* bereitwillig nicht nur in Kauf genommen, sondern sogar begrüßt wird? Und dies in einer Zeit, wo die früher gewohnte familiäre Basis stark am Schrumpfen ist, und man deshalb annehmen müsste, dass – quasi als Ersatz – alles, was unter dem Begriff „sonstige Kontakte" läuft, wichtiger geworden wäre.

Unser Gehirn jedenfalls brächte das Instrumentarium mit, mit dem gerade alle jene Kontakte bewältigt werden können, die sich *außerhalb* einer emotionalen Kuschelzone abspielen. Notgedrungen hat, wie gesagt, unser Gehirn eine Vielzahl von Mechanismen entwickelt, die uns in die Lage versetzen, mit Konflikten in einer Weise umzugehen, die nicht in Aggressionen ausartet, sondern trotz möglicher Differenzen den Respekt und die Achtung vor dem Gegenüber sicherstellt (sonst gäbe es die heute selbstverständliche Demokratie gar nicht).

Die Palette möglicher Sozialkontakte ist also eine sehr breite, und nur derjenige, der sich auf *alle möglichen* Spielarten dieser Sozialkontakte einlässt, trainiert sein Gehirn in allen seinen dafür bereitgestellten Funktionen! Vor noch dreißig Jahren wusste man noch sehr wenig darüber, welche Prozesse und Mechanismen in unseren Gehirnen zum Einsatz kommen und wie diese ablaufen, wenn wir mit einem anderen Menschen in Berührung kommen. Auch wenn so manchem die Erforschung des Gehirns nicht ganz geheuer ist, die in Bezug auf unser soziales Miteinander gefundenen Erkenntnisse sind ein großartiges Geschenk! Sie erweitern die Debatte um Sozialkontakte und Einsamkeit um eine wertvolle Dimension. Man mag sich freiwillig für einen Rückzug aus der Geselligkeit entscheiden und durchaus zum Schluss kommen, dass einem für die psychische Befindlichkeit nichts abgeht. Nur, dem Gehirn geht ganz entschieden etwas ab. Denn es hat sich, wie schon gesagt, im Lauf der Evolution ein- und ausgerichtet darauf, dass sein Träger, der Mensch, ein sogar *hyper*soziales Wesen ist (vgl. Carl van Schaik: *Tagebuch der Menschheit; S. 326*). Mag sein, dass der Mensch unserer Zeit sich gerne in der Rolle des Individualisten und Einzelkämpfers sieht. Er sollte nur bedenken, dass sein Gehirn hierfür wenig Neues dazuzulernen braucht, sondern eher im Gegenteil eine ganze Menge *verlernen* muss.

Weil gerade diese Erkenntnisse aus der Hirnforschung noch so wenig bekannt sind, stellt dieses Buch, wie Sie wohl schon bemerkt haben, die psychische Komponente unserer Sozialkontakte hintan und behandelt diese Kontakte hauptsächlich aus dem Blickwinkel der Hirnforschung. Der Beitrag möchte Ihnen daher auf den nächsten Seiten wesentliche, von der Hirnforschung untermauerte Aspekte näherbringen, warum das Gehirn nicht nur intellektuell, sondern vor allem sozial und emotional beschäftigt werden möchte und welch großartige Voraussetzungen es dafür mitbringt.

Trotz allem sind Geist, Gehirn, Körper und Psyche als eine komplexe Einheit zu sehen. Dazu Antonio Damasio in seinem Buch „Descartes' Irrtum": „Die Unterscheidung zwischen Erkrankungen des ‚Gehirns' und des ‚Geistes', zwischen ‚neurologischen' Leiden und ‚psychischen' und ‚psychiatrischen' Problemen ist ein unglückliches kulturelles Erbe, das tief in Gesellschaft und Medizin verwurzelt ist. Sie offenbart eine fundamentale Unkenntnis der Beziehung zwischen Gehirn und Geist (S. 71)."

Literatur

Gazzaniga M (2011) Die Ich-Illusion – Wie Bewusstsein und freier Wille entstehen. Hanser, München, S 56, 175

Spitzer M (2018) Einsamkeit – Die unerkannte Krankheit. Droehmer, München, S 54

van Schaik C, Michel K (2016) Das Tagebuch der Menschheit – Was die Bibel über unsere Evolution verrät. Rowohlt, Reinbek, S 172

13

Voraussetzungen für ein Gelingen sozialer Kontakte

Ernestine Leutgeb

13.1 Voraussetzung 1: Vertrauen als Grundbaustein aller Beziehungen

Es ist gleich falsch, allen oder keinem zu trauen (Lucius Aenneus Seneca)

Wir nehmen an, dass Sie nicht unbedingt ein Fan von chemischen Formeln sind. Diese eine stellen wir Ihnen trotzdem vor, einfach deshalb, weil sie in unserem sozialen Leben eine so bemerkenswerte Rolle spielt: C43-H66-N12-O12-S2. Diese von unserem Körper produzierte Molekülkette aus Kohlenstoff, Wasserstoff, Stickstoff, Sauerstoff und einer Prise Höllengeruch (Schwefel) agiert als Hormon in unserem Körper und als Botenstoff in unserem Gehirn. *Oxytocin* ist ihr wissenschaftlicher Name und ohne dieses Oxytocin würde unsere zwischenmenschliche Kommunikation kaum klappen. Es ist nämlich das Schlüsselelement schlechthin, damit wir überhaupt Beziehungen eingehen können: *Vertrauen.*

Vertrauen ist damit kein nebuloses geistiges Konzept, sondern ein konkret messbares, biologisches Faktum! Der Name Oxytocin stammt übrigens aus dem Griechischen (okys tokos), bedeutet „schnelle Geburt" und verweist damit darauf, dass das Hormon schon als Geburtshelfer eine entscheidende Rolle spielt (und deshalb bis heute auch als sogenannter Wehentropf verabreicht wird). Dann, in der Zeit nach der Geburt, sorgt das Oxytocin via Stillen und intensiven Hautkontakt für das innige Band zwischen Mutter und Kind. Ebenfalls bekannt ist seit Längerem, dass es für gelungene sexuelle Beziehungen eine große Rolle spielt.

E. Leutgeb und H. Schloffer, *Mit Bewegung und Geselligkeit Demenz vorbeugen*,
https://doi.org/10.1007/978-3-662-59618-0_13

Jüngere Forschungen beweisen allerdings, dass es weitaus *mehr* kann. Es ist nämlich *generell* am Knüpfen und Stärken von zwischenmenschlichen Beziehungen beteiligt. Seine Rolle ist also nicht nur auf Schmusen, Kuscheln und Berührungen im engeren Familien- und Freundeskreis beschränkt. Es wird auch produziert beim freundlichen und respektvollen Umgang mit weiter entfernten Mitgliedern unserer Gesellschaft. Das angenehme Bauchgefühl, das man dabei entwickelt, zeigt Folgendes an: Das Gehirn hat soeben veranlasst, dass im Körper Oxytocin ausgeschüttet wird.

Dieses weitaus breitere Wirkungsspektrum unseres Vertrauenshormons wird erst seit gut einem Jahrzehnt recht intensiv erforscht und hat auf Anhieb ein (verdächtig) großes mediales Echo gefunden. Eine Fülle von geradezu begeisterten Kommentaren gibt es inzwischen. So wird Oxytocin als „Wunderdroge" bezeichnet, sowie als „der Popstar der körpereigenen Substanzen" und gar als „Elixier des Miteinanders" *(z. B. von ZEITOnline in einem ausführlichen Artikel (14. April 2016).*

Sieht man sich die Fülle der wissenschaftlichen Studien an (*z. B. gelistet unter* ScienceDirect.com), kann man tatsächlich von einem Hype in der Forschung sprechen. Oxytocin wird mittlerweile problemlos synthetisch hergestellt und auch schon – meist in Form eines Nasensprays – als Partydroge verwendet. Allerdings sollte man dennoch die Finger von künstlichen Verabreichungen lassen. Denn das Forschungsgebiet ist noch zu jung, um negative Nebenwirkungen ausschließen zu können.

Aber immerhin so weit sind die Studien zum Urstoff unseres Vertrauens inzwischen gediehen, dass man ernsthafte Überlegungen anstellt, Oxytocin medizinisch einzusetzen. Vor allem um Menschen mit sozialen Berührungsängsten, wie etwa Autisten, zu helfen. Weil sich tatsächlich nachweisen lässt, dass Gaben von Oxytocin unserem Wohlbefinden in der Gruppe auf die Sprünge helfen. So verhalten sich mit ihm gedopte Versuchstiere ihren Artgenossen gegenüber weniger ängstlich, weniger gestresst und um einiges geselliger. Menschen verfolgen das Minenspiel des Gegenübers aufmerksamer und vertrauen einander leichter, auch wenn sie sich soeben erst kennengelernt haben.

Besonders eindrucksvoll bestätigt das ein an der Universität Zürich durchgeführtes Experiment, dessen Resultate es bis in die renommierte Fachzeitschrift NATURE schafften (Kosfeld et al. 2005). In diesem Experiment ging es darum, anderen – unbekannten – Mitspielern mit Geld auszuhelfen, und wir wissen, Geldverleihen ist eine besonders heikle Sache.

Da überlegen wir relativ gründlich, ob wir uns darauf einlassen oder nicht. Das Ergebnis der Studie zeigte eindeutig, dass Probanden unter dem künstlichen Einfluss von Oxytocin verstärkt dazu bereit waren – und auch die verborgten Summen großzügiger ausfielen.

Allerdings gibt es auch Studien, die offensichtliche Schattenseiten von künstlichen Gaben von Oxytocin aufzeigen: Denn je größer und *inhomogener* eine Ansammlung von Menschen wird, umso stärker werden Gleichgesinnte favorisiert, bis hin zu vermehrten Aggressionen gegenüber Personen, die als „fremd" erscheinen. Das scheint eines zu belegen: Unser Vertrauenshormon ist wie andere Hormone und Botenstoffe eng an unsere *erste Natur* gekoppelt, heißt an unser Leben in seiner Urform des Clans mit dessen oft beschworenen, natürlichen Mitglieder-Obergrenze von circa 150 Clan-Angehörigen *(vgl.: Yuval Noah Harari: Eine kurze Geschichte der Menschheit S. 54)*.

Tatsache ist deshalb, Vertrauen ist immer auch ein Risiko, aber ohne Vertrauen geht nun einmal gar nichts. Und Tatsache ist, unser Maß an Vertrauen in unsere Umwelt wird hauptsächlich in unserer frühen Kindheit entwickelt. Man muss dabei nicht gleich an das Beispiel extrem vernachlässigter Waisenkinder denken, an jene erschütternden Bilder aus rumänischen Kinder-Gulags, die nach dem Sturz des Ceausescu-Regimes 1989 um die Welt gingen (Hier ist klar, dass diese Kinder an Hirn-Defiziten leiden, die nicht wieder gutmachbar sind). In einem weniger dramatischen Rahmen kann man sich die Frage stellen, welche Unterschiede in Sachen eines frühkindlich erworbenen Vertrauens in unseren „westlichen" Breiten zwischen den Generationen bestehen. Denn es ist das eine, ob ich, wie viele aktuell hochbetagte Menschen, als Teil einer großen Kinderschar in der Zwischenkriegs- bzw. Kriegszeit aufgewachsen bin, oder ob ich, wie es heute nicht selten ist, das einzige, umhegte Kind von Eltern bin, die sich die spöttische Bezeichnung „Propeller-Eltern" gefallen lassen müssen.

Und da das Maß an Vertrauen, das einer seiner Umwelt entgegenbringt, entscheidend seine Sozialkontakte beeinflusst und damit das Risiko, im Alter an einer Demenz zu erkranken, erhöht bzw. senkt, ist es sehr wichtig, sich die unterschiedlichen Prägungen der verschiedenen Generationen anzusehen! Wenn man das Auftreten von Demenzen in der Zukunft einschätzen will, geht man ja normalerweise vom gesundheitlichen Ist-Zustand aus, wie er bei der aktuell betagten Generation festzustellen ist. Kurzum: Wird, das ist die Frage, eine womöglich generell bessere Ausstattung mit Vertrauen bei den jüngeren Generationen zu einer Verringerung des Demenzrisikos in deren betagtem Alter führen können?

Evolutionsbiologisch ist die Wichtigkeit von Vertrauen im frühkindlichen Stadium so alt, dass die Wissenschaft zuverlässige Aussagen etwa aus Studien an Ratten gewinnen kann. Eine solche Studie (um Michael Meaney) erforschte *„die Dauer, mit der Rattenmütter sich ihren Jungen durch Lecken und Fellpflege während der ersten Woche zuwendeten. Viel Zuwendung resultierte dabei in Jungen, die offen für Neues sind, unter Stress wenig Angst zeigen und, wenn es sich um Weibchen handelt, ihren eigenen Jungen ebenfalls viel Zuwendung zukommen lassen. Für wenig Zuwendung gilt das Gegenteil. Das mütterliche Verhalten wird also in die Tochtergeneration weitergegeben" (zitiert nach: Emerich Sumser: Evolution der Ethik; S. 50 – De Gruyter-Verlag; 2016).*

Unser Beitrag geht davon aus, dass in unserer Gesellschaft, zumindest im Durchschnitt, die menschliche „Brutpflege" seit ein paar Jahrzehnten schon einen recht hohen Stellenwert genießt. Will heißen, dass die meisten von uns Vertrauen in der Kindheit erfahren haben und somit als gute Voraussetzung für ihren späteren Umgang mit anderen ohnehin mitbringen! Man tut als Erwachsener gut daran, seine mitgebrachten Vertrauensreserven immer wieder zu überprüfen und auch auszuprobieren. Denn Ängstlichkeit, Stress und Desinteresse an Neuem resultieren in Misstrauen, vermehrter Aggression und letztlich in Rückzug und Abkapselung (und werden gar noch epigenetisch weitergegeben)!

Um noch einmal Emerich Sumser zu Wort kommen zu lassen: „Man könnte von der Fähigkeit des Vertrauens als dem „Sprungbrett" sprechen, das die Entwicklung zu einer menschlichen Gemeinschaft ermöglicht" (Evolution der Ethik; S. 89).

Auf der Ebene einer Gruppe gesehen, bedeutet dies, in der Sprache der Ökonomie (die ja auch für das Gehirn gilt) ausgedrückt: „Wer sich verbunden fühlt, kann besser kooperieren, und wer einander vertraut, muss keine Energien zur Sicherung der eigenen Investition verschwenden. Die frei werdenden Ressourcen können zur Erreichung äußerer Ziele eingesetzt werden." (Sumser; Evolution der Ethik; S. 34).

Die Oxytocin-Forschung gießt also in eine chemische Formel, was uns instinktiv seit jeher klar war: Wie gut nämlich jeder (natürlich gewollte) Körperkontakt tut, und wie angenehm uns ein freundliches Lächeln, ein Zunicken, ein Schulterklopfen oder ein warmer Händedruck berührt. Machte man sich die Mühe, einmal alle Gesten und Gesichtsausdrücke aufzuschreiben, die einem so einfallen, wenn es um das Festigen von Vertrauen geht, erhielte man eine ziemlich lange Liste. Und beginnen würde diese Liste wohl mit dem reflexhaften Lächeln des Säuglings, der damit jedem, der sich über sein Bettchen beugt, signalisiert: Ich bin zum Knuddeln und nicht zum Fressen!

Fazit

Vertrauen ist der Grundbaustein für ein jedes soziales Miteinander. Der biologische Stoff, der uns vertrauen lässt, heißt Oxytocin. Vertrauen ist also keine windige, undefinierbare Größe, sondern wirkt im Verbund mit anderen Hormonen und Botenstoffen (wie Serotonin) am komplexen Gleichgewicht unserer psychischen Verfassung mit.

Das Vertrauenshormon spielt schon beim Geburtsvorgang eine essentielle Rolle. Vertrauen kann man sich also nicht intellektuell verordnen, sondern es muss in der frühesten Kindheit über zumindest eine innige, meist familiäre Bindung *emotional erlebt* worden sein. Da in unserer Gesellschaft die liebevolle Brutpflege bereits seit Jahrzehnten einen hohen Stellenwert genießt, bringen wir im Normalfall genug Vertrauen mit – wir müssen es als Erwachsene nur nützen! Und wichtig: Eine Gruppe, innerhalb derer ein vertrauensvoller Umgang herrscht, ist evolutionär im Vorteil. Weil emotionale und psychische Ressourcen, die ansonsten zur Bewältigung von Stress und Ängstlichkeit notwendig wären, damit freiwerden und anderweitig genutzt werden können.

13.2 Voraussetzung 2: Im Lauf der Evolution geschaffene hochkomplexe Verständigungsstrukturen

Dass für unser Vertrauen in unsere Umwelt frühkindliche Erfahrungen wesentlich sind, ist den meisten von uns klar. Weitaus weniger beachten wir, dass unser Leben in komplexen Gesellschaftsverbänden, wie in diesem Buch bereits kurz angesprochen, im Grunde *DIE größte Errungenschaft* der menschlichen Evolution ist. Wir sehen im Rückblick die Menschheitsgeschichte gern als eine Abfolge blutiger, kriegerischer Auseinandersetzungen. Dabei zeigt allein eine Auflistung freundlicher bis neutraler Bekundungen, die der Mensch heute ganz automatisch einsetzt, dass er in seiner Evolution offensichtlich weitaus mehr Hirnschmalz darauf verwendet hat, ein wahres Arsenal an *ent*waffnenden Verhaltensweisen zu entwickeln.

Niemals könnten wir in unseren heutigen komplexen, anonymisierten Gesellschaften ohne diese Verhaltensweisen auskommen. Sie sind dazu da zu signalisieren, he, ich komme in keiner bösen Absicht, ich tu dir nichts, ich möchte bzw. ich muss mit dir kooperieren. Deshalb gehören auch Gesten dazu, die dem Anderen mitteilen, bis hierher und nicht weiter.

Von der kalten Schulter, die man jemandem zeigt, bis hin zum warmen Händedruck existiert, ohne dass es uns wirklich bewusst ist, ein hochkompliziertes Programm abgestufter Ausdrucksweisen, die wie auf einer Temperaturskala den (aktuellen) Wärme- oder Kältegrad einer beliebigen Beziehung angeben. Dutzende Begriffe und Redewendungen (von *kaltschnäuzig* bis *warmherzig;* von *heiß lieben* bis zur *sozialen Kälte*) kommen also nicht von ungefähr. Selbst wenn wir sagen, ein Ereignis hätte uns *das Blut in den Adern gefrieren lassen* oder wenn wir eine Person für *abgebrüht* halten, geht es um Temperaturen. Das alles beweist, was für ein empfindsames Sensorium wir im Lauf der Evolution einerseits ausgebildet, und wie wir uns andererseits bemüht haben, unsere Eindrücke, indem wir sie in Sprachbilder fassen, auch kommunizierbar zu machen!

Dass wir heute alle diese friedfertigen Verhaltensweisen (prinzipiell) beherrschen, setzt ein *flexibles* und *dynamisch agierendes* (an die jeweilige Situation angepasstes) *biologisches* Gehirn voraus, das bislang kein Computer der Welt nachbilden kann (Eliasmith 2015). Vor allem zwei Besonderheiten hat diese Notwendigkeit zwischenmenschlicher Kontakte das menschliche Gehirn auf ein Niveau entwickeln lassen, das unüberbrückbare Welten legt zwischen uns und unsere nächsten Verwandten, die Primaten: Die eine Besonderheit erscheint uns beinahe banal, einfach weil sie uns wohlvertraut ist. Es ist unsere Fähigkeit, uns stimmlich und schriftlich zu artikulieren, mithilfe der (verbalen) **Sprache.** Der Beginn ihrer Entwicklung liegt schätzungsweise bereits 500 000 Jahre zurück! Ihr Gebrauch ist uns daher derart selbstverständlich, dass wir kaum einen Gedanken verschwenden daran, welche komplexen Mechanismen unser Gehirn entwickeln hat müssen, damit wir sie sowohl passiv verstehen als auch aktiv einsetzen können.

Nicht einmal die Sprachentwicklung, die ein jedes Kind durchlaufen muss, versetzt uns in ein großartiges Staunen. Das erste „Mama" oder „Ball" war noch aufregend, aber dass das Kind siebzehn Jahre später die Reifeprüfung (ev. inklusive zweier Fremdsprachen) besteht, gilt schon als ausgemacht. Dabei reichte kein noch so fein geknüpfter Perserteppich nur annähernd heran an jene sprachlichen Verknüpfungen, die der „Webstuhl" Gehirn im Verlauf einer Kindheit geschaffen hat. Und funktioniert unsere verbale Kommunikation einmal nicht, haben wir immer noch die Möglichkeit, mit Händen und Füßen zu reden – was wir ohnehin ständig tun. Denn bis zu *neunzig (!)* Prozent unseres kommunikativen Austausches wickeln wir ***non-verbal*** ab. Eine noch so ausgefeilte verbale Kommunikation nützt also gar nichts, wenn sie nicht mit unserer unbewusst eingesetzten Mimik und Körpersprache übereinstimmt.

Heißt, im Grunde braucht es zu einem zwischenmenschlichen Austausch nicht einmal unbedingt die verbale Verständigung, schon gar nicht als kunstvoll gedrechselte Sprache. Wir sollten daher möglicherweise weniger Augenmerk legen auf eine tadellose Beherrschung der verbalen Sprache (inklusive Rechtschreibung), sondern zusehen, dass wir das Interpretieren all unserer *non-verbalen* Zeichen, Gesten und Modulationen der Stimme, die unser Gehirn so großartig einsetzen und deuten kann, nicht verlernen!

Angesichts ihrer enormen Bedeutung im Austausch mit der Umwelt verwundert es nicht, dass gerade diese unsere non-verbale Verständigung mehr und mehr in den Brennpunkt der Kommunikationstechnologie rückt. Denn im Gegensatz zum Nachbau einer verbalen Kommunikation, die man inzwischen selbst in der Verständigung zwischen verschiedenen Sprachen ganz gut hinbekommt (Stichwort: ÜbersetzungsApps), scheitert man an der digitalen Nachahmung unseres non-verbalen Austausches kläglich.

Als Beispiel dienen uns nochmals die komplexen Vorgänge, die unser Gehirn ganz selbstverständlich einsetzt, wenn es um das Erkennen von Gesichtern und das Interpretieren einer Mimik geht:

Die Erforschung des Gehirns hat schnell solche Fortschritte gemacht, dass uns eine Sache inzwischen ganz selbstverständlich ist: Wir benutzen heute das menschliche Gehirn quasi als Maßstab, an dem wir das Potential von Computern und künstlichen Intelligenzen *messen.* Verkehrt herum gesehen, enthüllen uns die Schwierigkeiten, die die Entwicklung künstlicher Intelligenzen bereitet, erst so richtig das Wunderwerk Gehirn. Eine Weile ging es bei diesen Schwierigkeiten eher um seine gewaltige Speicherkapazität und seine Verarbeitungsgeschwindigkeit, eine Sache, die die IT-Branche inzwischen gut meistert. Woran ein künstlicher Nachbau von Gehirnstrukturen scheitert, sind die komplexen *Verknüpfungsmuster* und die *dynamische Anpassung* an ständig wechselnde Situationen, die sich auf einer *biologischen Ebene* abspielt, zu denen unser Gehirn imstande ist. Ganz zu schweigen von dem, was wir *Intuition* nennen *(vgl. Chris Eliasmith: How to build a brain; S. 14 ff.; Oxford University Press* 2015*).*

Kleines Beispiel, eben Gesichtserkennung: Was unser Gehirn mit links schafft, stellte die IT-Branche lange hinsichtlich Speicherplatz und Verarbeitungsgeschwindigkeit vor derartige Probleme, dass eine computer-gestützte Gesichtserkennung erst seit Kurzem möglich ist.

Und nun gehe man diesen einen Schritt weiter: von der „bloßen" Gesichtserkennung hin zum *Lesen* der Gefühle und Emotionen, wie sie sich in der Mimik eines Menschen und auch in seiner Stimme spiegeln! Die Wissenschaft kann zwar dem Computer zehntausende Bilder von Gesichtsausrücken mit den unterschiedlichsten Stimmungsnuancen füttern – der Speicherplatz ist, wie gesagt, nicht mehr das Problem. Allerdings fehlt dem Roboter trotzdem der jeweilige *aktuelle* Kontext des menschlichen Gegenübers, auf den er *dynamisch* reagieren sollte.

Um den Menschen mit seiner Mimik, Gestik und Modulation der Stimme in seinem jeweiligen Kontext begreifen zu können, sind derart komplexe Verknüpfungen notwendig, dass dies eine Art gläserne Wand darstellt, gegen die die Wissenschaft knallt. Die heiß diskutierte Frage, ob überhaupt bzw. mit welchem Aufwand es möglich sein wird, Robotern ein *Reagieren* auf die unmittelbaren Gefühle des menschlichen Gegenübers – geschweige denn ein aktives *Agieren* – beizubringen – lässt uns ermessen, wie komplex die Abläufe und Verschaltungsprozesse sind, die das menschliche Gehirn im Lauf der Evolution speziell für sein Kommunizieren entwickelt hat. Und aufgepasst: schon entwickelt *hatte,* lange *bevor* die verbale Sprache entstanden war! Dazu der Evolutionsbiologe Carel von Schaik in seinem Buch *Das Tagebuch der Menschheit – Was die Bibel über unsere Evolution verrät (Rowohlt 2016):* „Die Anfänge der menschlichen Sprache reichen vielleicht 500 000 Jahre zurück. Das Registrieren von Verhalten, und sei es nur eine zarte Gefühlsregung, die den Mundwinkel zucken lässt, ist dagegen viel älter und umso tiefer in unser Gehirn eingeprägt“ (S. 291).

Wir sollten es mit Humor nehmen: Denn salopp gesagt bedeutet dies, dass die Entwicklung künstlicher Intelligenzen, wie etwa die von sogenannten personalisierten Robotern, „jüngere“ Errungenschaften der menschlichen Zivilisation ganz gut hinbekommt. Scheitern tut sie vor allem an den allerältesten, vermeintlich primitivsten Hirnfähigkeiten des Menschen, wie etwa Intuition! Der Humor könnte einem dann doch vergehen: Man bedenke, wie (vor allem in Japan) die schnuckeligen Pflegeroboter bereits jetzt auf dem Vormarsch sind, z. B. der Roboter in Gestalt einer Robbe namens *Paro.* Solche Roboter sollen nach und nach, vor allem in der ohnehin schon überforderten Altenbetreuung, die Pflegerin aus Fleisch und Blut ersetzen können (*siehe* www.healthrelations.de/pflegeroboter_klinik/). Welch eine Wohltat könnte man meinen! Endlich ein permanent freundlich dreinschauendes Gesicht! Das kann ich noch so ärgern und selbst wenn ich vor Zorn eine Vase nach ihm werfe: Das Robbengesicht wird, ewiges Smiley, keine Miene verziehen. Die meisten von uns werden allerdings denken: Was für ein Horror, selbst wenn diese künstliche (übrigens geschlechtsneutrale) Betreuerin es draufhat, mich zu streicheln.

Eigentlich ist es sonnenklar: Mit jeder *unmittelbaren, persönlichen* menschlichen Begegnung, die wegfällt oder sich erübrigt, weil etwa das Kontakthalten ohnehin über Handy, Smart-Phone, E-Mail und die Social

Media so gut funktioniert, fällt das *Betreiben* von Hirnfunktionen weg, die so komplex sind, dass sie bei der Entwicklung von Robotern kaum hinzukriegen sind. Welch eine Verarmung unserer Hirntätigkeit, wenn wir unser Gegenüber nicht mehr spontan und eingebettet in den jeweiligen Kontext erfassen und auf es reagieren müssen!

Vielleicht liegt daher die Fotografiermanie, die die Smartphone-Hersteller zur Entwicklung einer immer perfekteren *Kamerafunktion* animiert, nicht nur, wie böse Zungen behaupten, an der Selfie-Eitelkeit und Selbstdarstellungssucht seiner Benutzer. So wurden laut einer statistischen Erhebung allein für den Monat Juli 2017 und nur über WhatsApp weltweit 4,5 Mrd. (!) Fotos nicht etwa nur geschossen, sondern auch *verschickt* (de.statista.com/statistik/daten/studie/732434)!

Warum dieses *bildliche* Mitteilungsbedürfnis? Vielleicht liegt es doch auch daran: Wir sehnen uns mit unseren ältesten Hirnteilen *instinktiv* nach einer möglichst gesamtheitlichen Erfassung unseres Gegenübers. Und wenn wir schon unseren Geruchssinn sowie den Gehörsinn weglassen müssen, dann zumindest das *Lesen* von Mimik und Gestik auf dem übermittelten Foto! Wir wollen unseren eigenen Augen trauen und nicht der schriftlichen Nachricht! Und wie sehr auch immer der gute alte Schnappschuss zum Posieren verkommen ist: Unser geheimnisumwitterter *sechster* oder gar *siebter* Sinn vertraut nicht auf die mündliche oder schriftliche Sprachmitteilung, sondern auf Bilder! Dass ein Bild mehr sagt als tausende Worte, dieser Spruch kommt nicht von ungefähr.

Was die Robotertechnik betrifft, scheitert sie an der einen „Kleinigkeit“: Man kann die fünf Sinne addieren mit sämtlichen Spezialfunktionen des Gehirns und Gedächtnisses und daraus eine Maschine bauen. Nur die Summe der Einzelfunktionen ergibt noch lange nicht das, was den Menschen so einzigartig macht – *Bewusstsein.* Eine der spannendsten Fragen, an der diverse Wissenschaftsinstitute heute forschen, ist die, *wie* menschliches Bewusstsein überhaupt entstehen konnte. Für den renommierten Entwicklungspsychologen Michael Tomasello[1] liegt Bewusstsein begründet in der zwischenmenschlichen Kommunikation:

> „Alle Primaten entwickeln zwar vielfältige Interaktionen in ihren Gruppen. Doch die Menschen stechen als „ultrasoziale“ Wesen hervor. Ihr Bewusstsein entsteht durch spezielle und hoch entwickelte Formen sozialer Fähigkeiten bei der Interaktion mit anderen – etwas, was Michael Tomasello, Leiter des

[1]Michael Tomasello; Max-Planck-Institut für Evolutionäre Anthropologie;

Max-Planck-Instituts für Evolutionäre Anthropologie „kulturelle Intelligenz" nennt. Und diese Art von *kooperativem* Denken habe den Homo Sapiens zum Erfolgsmodell der Evolution gemacht. Für Tomasello ist das menschliche Bewusstsein im Lauf der Evolution vor allem deshalb entstanden, weil es Menschen ermöglichte, höchst effektiv als Gruppe zu agieren" (*zitiert nach:* www.zeit.de/zeit-wissen/2012-02/Mensch-Individuum-Selbstbewusstsein).

Ins gleiche Horn stoßen viele Wissenschaftler, z. B. der Molekularbiologe Dr. Michael Nehls:

> „Entwicklungsgeschichtlich ist unser stetiges Hirnwachstum eine Folge engen sozialen Miteinanders. Neben den vielen technischen Fertigkeiten war besonders die Entwicklung eines komplexen Ausdrucksvermögens in Sprache und Symbolik von Bedeutung. Der soziokulturelle Druck sorgte zudem dafür, dass diejenigen ihr Erbgut mit größerer Wahrscheinlichkeit weitergaben, die am besten die komplexen Sozialstrukturen in der Gemeinschaft für sich zu nutzen wussten. … Auf diese Weise bestimmt unser soziales Umfeld mehr als alles andere, wie sich unser Leben entwickelt" (Nehls 2014).

13.3 Voraussetzung 3: Gelingender Ausgleich zwischen Gefühl und Verstand (Impulskontrolle)

Wir benötigen für unsere zwischenmenschlichen Kontakte also a) Vertrauen und b) unsere verbalen und non-verbalen Verständigungswerkzeuge. Das klingt furchtbar banal, verlangt aber dem Gehirn, wie wir gesehen haben, eine enorme Leistung ab. Bleibt die Frage, *in welcher Form* (angemessenes Verhalten, Benimm-Dich-Regeln, Umgangsformen) wir mit anderen Menschen kommunizieren und welche Voraussetzungen es dazu braucht.

Es liegt auf der Hand: Jede Kommunikation mit dem Du, dem Anderen, ist eine Art Balanceakt zwischen der ersten, emotionalen Natur des Menschen und seiner zweiten, meist mit dem Begriff „zivilisiert" etikettierten Natur (die erste Natur entspricht der des überlebenssichernden Clans aus der Jäger-und-Sammler-Ära, die zweite der oft durch Gewalt und Unterdrückung erzwungenen „vernünftigen" Eingliederung des Menschen in hierarchische (Besitz)-Strukturen, wie sie ab der Sesshaftwerdung gang und gäbe wurden).

Das Gehirn benötigt also eine Art *Schnittstelle* zwischen unserer (egalitär gestimmten) Gefühlswelt und dem, was man sich viele Jahrhunderte lang landläufig unter Vernunft und Verstand vorgestellt hat. Der Nachweis, wo genau im Gehirn diese Schnittstelle liegt und dass die Beziehung zwischen Gefühl und Vernunft weitaus komplexer ist, als Philosophie und Psychiatrie bis vor Kurzem gemutmaßt haben, ist eine der herausragenden Leistungen der Hirnforschung, wobei allen voran der Name Antonio R. Damasio *(Descartes' Irrtum; List Verlag; 2004)* zu nennen ist. Jedenfalls haben die diesbezüglichen Erkenntnisse das Zeug, so manche der jahrhundertealten Überzeugungen, die die unbedingte Herrschaft des Verstands über das Gefühl postulieren, über den Haufen zu werfen.

Diese Schnittstelle ist neben der Sprache die zweite Besonderheit, die den Menschen zu jenem kommunikationsfähigen Wesen macht, das er nun einmal ist. Sie befindet sich an einer bestimmten Stelle (ventro-medial) im bereits erwähnten **präfrontalen Kortex (PFC)**. Kein Tier besitzt diesen Teil des Stirnlappens, wie gesagt, auch nur annähernd in dieser ausgeprägten Form. Hier sitzen jene wichtigen Funktionen, die den Menschen zum typischen Menschen machen, darunter eben jenes Verarbeitungszentrum, das der Mensch für ein *situationsangemessenes Verhalten* und die *Regulation emotionaler Prozesse* braucht. Aus seiner Funktion als *Schnittstelle* zwischen unserer Gefühlswelt und höheren Hirnfunktionen ergibt sich das, was man als *Soziales Ich* umreißen könnte und das Fundament dafür schafft, dass wir uns als eine eigenständige Persönlichkeit, als ein Individuum innerhalb einer Gruppe wahrnehmen (Damasio 2015).

Von diesem vor allem durch Vorbilder und Erziehung *sozial* trainierten Ich wird erwartet, dass es Bescheid weiß darüber, was die Umwelt von ihm erwartet, und es erlernt vor allem im Verlauf seiner Kindheit und auch noch in der Jugend, auf diese Anforderungen mehr oder weniger angemessen zu reagieren (dass Jugendliche zuweilen verantwortungslos agieren, hängt, übrigens, auch damit zusammen, dass der präfrontale Cortex erst im jungen Erwachsenenalter voll ausgereift ist!). Jedenfalls ist unsere Vorstellung ungefähr diese: Der erwachsene Mensch hat in der Regel das Gesetzbuch der gesellschaftlich geforderten und akzeptierten Verhaltensweisen sozusagen *verinnerlicht* und sein Gehirn muss sich nun bemühen, diese Verhaltensweisen erstens mit den genetisch mitgegebenen emotionalen Urmustern (Impulse, Triebe) und zweitens mit der persönlichen, hauptsächlich im Verlauf der frühen Kindheit modellierten Gefühlswelt in Einklang zu bringen. Kurzum das zu leisten, was Psychologen gern als *Impulskontrolle* bezeichnen. Diese Impulskontrolle wiederum ist klarerweise eine der wichtigsten Voraussetzungen dafür, dass wir in einer Gemeinschaft leben können, sie ist eine Vorbedingung für das Gelingen zwischenmenschlicher Kontakte.

Hier kommt die erste Überraschung, die die Erkenntnisse der Hirnforschung zutage gefördert haben. Zumindest erhebt sich in ihren Augen die Frage, ob der Begriff *Impulskontrolle* nicht etwas unglücklich gewählt ist, weil er zu Missverständnissen Anlass gibt. Warum? Weil das Wort *Kontrolle* suggeriert, Sinn und Zweck einer Erziehung bestünden darin, dass Verstand, Vernunft, Ratio, Intellekt (also die höheren Hirnfunktionen) immer mehr die Zügel in die Hand nehmen gegenüber den „Untertanen" aus der Gefühlswelt, die im Verdacht stehen, ziemlich unberechenbare, störrische und gewissenlose Gesellen zu sein. Jahrhundertelang hat sich der Irrtum gehalten, man müsse einem Kind nur ja genug Vernunft beibringen, oder gar *einbläuen* (notfalls indem man es grün und blau schlägt), und am Ende der Prozedur stünde dann der höfliche, gesittete und anständige Erwachsene, der weiß, wie er sich in der Gesellschaft zu benehmen hat. Anders ausgedrückt: Unsere Gefühlswelt würde hauptsächlich von egoistischen und selbstsüchtigen Motiven angetrieben und keine Moral kennen, weshalb die Gesellschaft über die Vermittler von Vernunft und Verstand ihr eine solche Moral von *außen* aufpfropfen muss. Weit gefehlt, wie u. a. der niederländische Neurobiologe und Hirnforscher Dick Swaab von der Universität Amsterdam festhält:

> „Der große PFC (präfrontale Kortex) enthält wichtige Komponenten unseres moralischen Netzwerks. Der PFC sorgt dafür, dass die wahrgenommenen Emotionen an moralische Auffassungen gekoppelt werden. Er reagiert auf soziale Signale und dämpft impulsive und egoistische Reaktionen….ABER: Das moralische Netzwerk ist nicht nur im evolutionär zuletzt entstandenen Bereich der Hirnrinde, dem Neocortex, angesiedelt. Auch evolutionär alte Hirnregionen sind für unsere moralischen Funktionen von entscheidender Bedeutung. Typische moralische Emotionen wie Schuldgefühl, Anteilnahme und Empathie, Scham, Stolz, Verachtung und Dankbarkeit, aber auch Abscheu, Respekt, Empörung und Wut sind von den *Interaktionen* der genannten Hirnregionen abhängig" *(Dick Swaab: Wir sind unser Gehirn; S. 312/314; Droemer Verlag; 2011)*

Das eben zitierte Statement von Dick Swaab enthält zwei wichtige Hinweise. Erstens besitzt unsere, hauptsächlich im sogenannten limbischen System beheimatete Gefühlswelt seit jeher, also noch *bevor* die höheren Hirnfunktionen sich ausbildeten, eine *„natürliche"* Moral. Eine Empfindung wie etwa Scham oder Mitgefühl ist also nicht etwas, was uns erst extra anerzogen werden muss. So beweisen Experimente, dass zum Beispiel Kleinkinder aus einem natürlichen Impuls heraus zum Heulen ansetzen, wenn neben ihnen ein anderes Kind heult *(siehe Emerich Sumser, Evolution der Ethik; S. 185).* Diese natürliche Moral ist zudem leicht erklärbar aus der Tatsache, dass der Mensch, um zu überleben, immer auf das Leben im Verband eines Clans angewiesen war und damit im Lauf der Evolution dessen (übrigens egalitäre) Verhaltensregeln in seine Gefühlsstruktur eingebaut hat. Die ursprüngliche Gefühlswelt eines Individuums ist also nicht die eines rücksichtslosen Einzelkämpfers, der, hätten ihn die höheren Hirnfunktionen nicht ständig an der Leine, mordend und brandschatzend durch die Gegend ziehen und jeden, der sich ihm in den Weg stellte, platt machen würde. Im Gegenteil, unsere erste Natur der Gefühlswelt hat ein recht feines Sensorium für Gerechtigkeit und Fairness *(siehe Emerich Sumser: Evolution der Ethik; S. 103 ff.; Verlag De Gruyter 2015).*

Für unser Thema, nämlich welche Voraussetzungen wir mitbringen, damit wir mit anderen Menschen (halbwegs) gut auskommen und damit unsere Sozialkontakte gelingen, bedeutet das: Benimm-Regeln, *zivilisiertes* Auftreten und eine möglichst perfekte Einordnung in eine soziale Hierarchie können nicht der Weisheit letzter Schluss sein. Denn das Moralempfinden unserer Gefühlswelt lässt sich weder so einfach täuschen noch dauerhaft unter einem Deckel halten. Aufgrund der Notwendigkeit, dass in der Jäger-und-Sammler-Ära die erjagte Beute unter den Teilnehmern der Jagd gerecht aufgeteilt werden musste (sonst hätten die Zu-Kurz-Gekommenen nicht mehr mitgejagt), reagiert unsere erste Natur bis heute sehr empfindlich auf *unfaires* Verhalten und bricht sich unweigerlich Bahn, wenn es sich (zu Recht oder zu Unrecht) in seinem Überleben bedroht sieht *(vgl. Sumser 2015; – Kap. Soziale Kognition, S. 173 ff., 313 f.).* Das ist natürlich keine Entschuldigung für rüpelhaftes und aggressives Verhalten, wie es uns heute in Form von Hasspostings und wahren Shitstorms in den Sozialen Medien entgegentritt. Nur ist eine Gesellschaft, in der die Schere zwischen Arm und Reich bedrohlich weit auseinandergegangen ist und in der das Wegbrechen von Arbeitsplätzen tatsächliche Existenzängste *schürt,* gut beraten, diese unsere erste emotionale Natur mit ihrem feinen Gespür für Fairness ernst zu nehmen und sie nicht abzuspeisen mit scheinheiligen, einseitig an eine fragwürdige Vernunft appellierenden Argumenten.

Den zweiten wichtigen Hinweis, den Dick Swaabs Statement enthält, überliest man leicht. Er spricht davon, dass die moralischen Emotionen von den *Interaktionen* zwischen den verschiedenen Hirnregionen, die unser moralisches Netzwerk ausmachen, abhängig sind. Das heißt, dass der bereits oben genannten „Schnittstelle" zwischen Vernunft und Gefühl, aus dem sich ein Soziales Ich ergibt, eine ganz entscheidende Bedeutung zukommt.

Die ständige Kommunikationsleitung zwischen Gefühlswelt und den höheren Verstandesfunktionen ist nämlich, wie wir noch sehen werden, nicht bloß ein nettes, nebensächliches Geplänkel, sondern eine *Muss*-Bedingung. Und zwar nicht nur eine Muss-Bedingung, damit das Individuum in der Gesellschaft angemessen funktioniert, sondern weil – und das ist eine der überraschendsten Erkenntnisse der Hirnforschung – Verstand und Vernunft ohne die ständige Rücksprache mit unserer Gefühlswelt weitgehend handlungsunfähig sind! Von wegen Autonomie des Verstands!

Die Bedeutung dieser *gleichberechtigten* Zusammenarbeit zwischen Verstand und Gefühl herauszuarbeiten, ist tatsächlich eines der großen Verdienste der modernen Hirnforschung. Diese kann daher aufgrund ihrer Ergebnisse nur appellieren, dass das jahrhundertalte Konzept, das eine Vorherrschaft des Intellekts postuliert, dringend in den Müll gehört, denn biologisch gesehen handelt es sich um eine *Partnerschaft* zwischen der Welt des Gefühls und jener des Verstands. Keine der beiden Welten kommt ohne die andere aus, und erst aus ihrer ständigen *Abgleichung* ergibt sich das Soziale Ich, das sich damit einerseits als Individuum erleben kann und sich andererseits einfügen kann in den Verband einer Gruppe.

Literatur

Damasio A (2015) Descartes's Irrtum, 8. Aufl. List, München, S 108. ISBN 978-3-548-60443-5

Eliasmith C (2015) How to build a brain. Oxford University Press, Oxford, S 14

Kara S (2016) Oxytocin – Unsere Wunderdroge. www.zeit.de/2016/15/oxytocin-hormon-gehirn-forschung

Kosfeld M, Heinreichs M, Zak PJ, Fischbacher U, Fehr E (2005) Oxytocin increases trust in humans. Nature 435:673–676

Nehls M (2014) Die Alzheimer-Lüge. Heyne, München, S 240

Yamasue H, Yee JR, Hurlemann R, Rilling JK, Chen FS, Meyer-Lindenberg A, Tost H (2012) The journal of neuroscience: approaches utilizing oxytocin to enhance prosocial behavior: from animal and human social behavior to autistic social dysfunction 32(41):14109–14117. www.j.neurosci.org/content/32/41/14109.full

zitiert nach www.zeit.de/zeit-wissen/2012-02/Mensch-Individuum-Selbstbewusstsein

14

Unser Gehirn braucht die soziale Herausforderung

Ernestine Leutgeb

14.1 Was wir aus dem tragischen Leben des Mannes mit dem Loch im Kopf lernen können

Die bisherigen Ausführungen über das „Soziale Ich" klingen vermutlich nach Laborlatein und trockener Wissenschaft. Dabei ist das Gegenteil der Fall. Denn gerade die Erkenntnis, warum die Schnittstelle zwischen Gefühl und Verstand im Gehirn derart wichtig für unser Leben in einer Gemeinschaft ist, enthält höchst dramatische Ingredienzien, die sich durchaus für einen tragischen Film eignen würden. Die erste Szene eines solchen Films könnte gut in einem Saal des Warren Medical Museums der Harvard Medical School in Boston, USA, spielen. Denn dort findet sich in einem Schaukasten bis heute der Schädel eines Mannes, in dessen vorderem Teil ein grausiges, mehrere Zentimeter breites Loch klafft. Daneben ist im Schaukasten eine Eisenstange ausgestellt, ein sogenanntes Stopfeisen, wie es bei Sprengungen zum Einfüllen von Sprengstoff und Sand in ein zuvor gebohrtes Loch im Felsen verwendet wurde. Ganz offensichtlich ist diese Eisenstange verantwortlich für das klaffende Loch im Schädel daneben.

Inzwischen ist dieser Schädel stattliche 170 Jahre alt. Er gehörte einem Mann namens Phineas Gage, und wenngleich dieses Loch im Schädel den Museumsbesucher die persönliche Tragödie erahnen lässt, die diesem armen Phineas widerfuhr, für die Hirnforschung war und ist der Mann mit dem klaffende Loch im Kopf ein wahrer „Glücksfall". Denn er ist sozusagen jener „Urahn" der modernen Hirnwissenschaft, der sie, lange vor den heute

E. Leutgeb und H. Schloffer, *Mit Bewegung und Geselligkeit Demenz vorbeugen*,
https://doi.org/10.1007/978-3-662-59618-0_14

selbstverständlichen fMRT-Scannern, auf die richtige Spur gebracht hat, wenn es um das Verständnis geht, was es mit unserem Ich-Bewusstsein und unserer Fähigkeit, in einer Gemeinschaft zu leben, auf sich hat. Ein Glück war natürlich auch, dass die diesen armen Phineas behandelnden Ärzte gewissenhafte Aufzeichnungen über ihn hinterlassen haben. Aber der Reihe nach. Was war eigentlich passiert?

Die Tragödie ereignete sich im Sommer 1848 in Vermont, USA. Phineas Gage, ein noch junger Mann, arbeitete als Vorarbeiter und Sprengmeister eines Bautrupps, der für eine Eisenbahngesellschaft Geleise verlegte und Felsen aus dem Weg sprengte. Er war von der Firmenleitung hochgeschätzt, weil er als besonders fähig, verantwortungsbewusst und strebsam galt. Bis zu jenem Tag, als das Unglück geschah. Bei einer Sprengung explodierte eine Ladung vorzeitig, und Phineas' eigenes Stopfeisen, eine sechs (!) Kilogramm schwere und über einen Meter lange Eisenstange mit einem Durchmesser von 3 ¼ cm traf ihn mit voller Wucht an der Wange, durchbohrte von unten den vorderen Teil seines Gehirns, trat anschließend wieder aus dem Schädel aus und wurde noch 30 m (!) weit fortgeschleudert. Das Loch, das sie in seinen Schädel und sein Gehirn gerissen hatte, befand sich, wie der Hirnforscher Damasio 150 Jahre später anhand des erhaltenen Schädels penibel rekonstruierte konnte, ziemlich genau an jener Stelle im präfrontalen Kortex, von der man heute weiß, dass dort die Schnittstelle zwischen Gefühl und Verstand beheimatet ist. 1848 zur Zeit des Unglücks konnte ein solcher Zusammenhang natürlich nur vermutet werden. (Antonio R. Damasio: Descartes' Irrtum, Kap. 1, Verlag List 2004).

Wie auch immer, es grenzte ohnehin an ein Wunder, dass der arme Phineas überhaupt überlebt hatte! Noch dazu hatte er beinahe unverletzt überlebt, denn bis auf den Verlust der Sehkraft auf einem Auge waren sogar alle körperlichen und geistigen Funktionen intakt geblieben! Man wollte schon erleichtert aufatmen, stellte dann aber eines fest: Die zuvor vernünftige, verantwortungsbewusste Persönlichkeit des einst strebsamen Vorarbeiters Phineas war weitgehend verschwunden, hatte durch den Unfall offenbar eine tiefgreifende, verstörende Veränderung erfahren. Der neue Phineas war launisch, wankelmütig, fluchte gern unflätig und legte im Umgang mit anderen eine gewisse (aber eher harmlose) Aggressivität an den Tag. Nur, noch verstörender (auch für die Ärzte, die sich seiner annahmen) war eines: Sein nach außen hin völlig intakt scheinender Verstand war mit dem Unfall offenbar unfähig geworden, Entscheidungen zu treffen! Selbst eine so banale Entscheidung, wie etwa zwischen zwei vorgeschlagenen Arztterminen zu wählen, wurde für ihn zu einer qualvollen Aufgabe, so als handle es sich um ein schier unlösbares Problem! Selbstredend, dass es mit dem armen Kerl immer mehr bergab ging. Denn wer kaum mehr einen Entschluss fassen kann, ist in kaum einem Job mehr zu gebrauchen und wird, selbst wenn sein Intellekt funktioniert, zu einem höchst unverlässlichen Mitmenschen. Phineas verlor also immer wieder seine Anstellungen, verarmte, wurde zum Trinker und endete, bevor er 13 Jahre nach dem Unfall starb, traurigerweise als Schauobjekt in einem Kuriositätenzirkus, als der viel begaffte Mann, der ein klaffendes Loch im Kopf überlebt hatte.

Beides, sein nach dem Unfall verantwortungsloses Wesen und seine offenkundige Entscheidungsunfähigkeit, gab den damaligen Ärzten Rätsel auf. Denn es ging offenbar nicht darum, dass das Loch in seinem Gehirn sein *Wissen, wie* man sich angemessen verhält, ausgelöscht hätte. Sondern „Gage büßte eine spezifisch menschliche Eigenschaft ein, die Fähigkeit, seine Zukunft als soziales Wesen zu planen" (Damasio: Descartes' Irrtum; S. 45). Später kam man bei Untersuchungen weiterer Menschen mit etwa einem Tumor an der gleichen Stelle im präfrontalen Cortex zu ähnlichen Ergebnissen. Diese Menschen können den Kodex gesellschaftlicher Normen durchaus hersagen (sind sich deren also *bewusst*), an der Verstandesfunktion – im Sinne eines Verstehens – kann es also nicht liegen. Des Rätsels Lösung ist, wie das Team rund um Antonio Damasio nun nachweisen kann, diese: Sie schaffen es wegen ihrer tragischen Beeinträchtigung nicht mehr, ihren Verstand mit ihren Emotionen zu *verknüpfen.* Und diese misslingende Verknüpfung ist der eigentliche springende Punkt. Warum? Weil sich daraus schlussfolgern lässt, dass verknüpft werden *muss!* Der so stolze Verstand, die so hoch gepriesene Vernunft sind ohne die Rücksprache mit unserer emotionalen Welt aufgeschmissen! Das Leben des Betroffenen und seiner Umgebung wird weniger deshalb zur Hölle, weil gefährliche Gefühle ihn ungezügelt überschwemmen würden. Sondern weil, verkehrt herum, Vernunft und Verstand, wenn die Leitung zur Gefühlswelt unterbrochen ist, kaum mehr imstande sind, selbst banale Entscheidungen zu treffen (wie etwa zwischen zwei Terminen zu wählen). Unter Vernunft und Verstand sind hier vor allem die sogenannten *exekutiven Hirnfunktionen* gemeint.

Was versteht man unter exekutiven Hirnfunktionen (nach Matthes-von Cramon, 2000)?

- Bildung und Auswahl von Handlungszielen

- Vorausschauendes Denken
- Abwägen von Vor- und Nachteilen von Handlungsalternativen
- Planen
- Zielgerichtetes Durchführen von Handlungen
- Interne Überwachung und Steuerung von Handlungsschritten
- Bewertung des Erreichten.

14.2 Die Balance zwischen Gefühl und Verstand als Schutzengel gegen Demenz

Nun laufen ja Gottseidank so gut wie keine Menschen mit einem klaffenden Loch im Kopf herum (das noch dazu genau an jener Stelle säße, wo Gefühl und Verstand miteinander kommunizieren). Man sollte allerdings bedenken, dass, vor allem in der betagten und hochbetagten Generation, noch genügend Menschen unter uns sind, denen man von klein auf, mehr oder minder brutal, verboten hat Gefühle zu zeigen. Nicht wenige Menschen sind also aufgewachsen damit, dass Gefühlsregungen bei Strafe zu unterdrücken sind. Michael Hanekes Film *Das weiße Band – Eine deutsche Kindergeschichte* ist ein bedrückendes Zeugnis für solche Erziehungsmethoden. Das Filmgeschehen spielt zwar bereits knapp vor dem ersten Weltkrieg (Kinder aus jener Zeit leben heute nicht mehr), aber es hat noch viele Jahrzehnte gedauert, bis solche als Disziplinierungsmaßnahmen verharmlosten Knechtungen und Verstümmelungen von Kinderseelen ein Ende fanden – man denke an die heute aufzuarbeitenden Enthüllungen über die schockierenden Zustände in Kinderheimen und manchen Internaten bis in die 1970er-Jahre. Man mag diese Misshandlungen als Extrembeispiele abtun, aber sie spiegeln dennoch die damals weitverbreitete Grundeinstellung einer autoritären Gesellschaft in Bezug darauf, wie man Kinder zu erziehen hat.

Es muss also die Frage erlaubt sein, welche dauerhaften psychischen Schäden, auch in Hinblick auf ein stimmiges und als freudvoll empfundenes Sozialleben, die Opfer dieser Erziehungsmethoden davongetragen haben. Es muss die Frage erlaubt sein, wieviel scheinbare Lethargie und mangelnde Entscheidungsfähigkeit auf eine solche Erziehung zurückgehen. Es muss die Frage erlaubt sein, ob man nicht so manchem alten Menschen das Schicksal einer Demenz ersparen hätte können, hätte sein Leben von Anfang an ein vertrauensvolleres, gefühlsbetonteres und offeneres sein dürfen und sich nicht hinter den Mauern eines stummen *Ertragens* abspielen müssen. Es muss die Frage erlaubt sein, wie viele Fälle von depressiven und vereinsamten betagten Menschen nicht mit-verursacht sind von dieser ihnen eingetrichterten Haltung des passiven Ertragens (und unbehandelt bleibende Depressionen im Alter stellen ein *enormes* Risiko für die Entwicklung von Alzheimer dar!). Da aber beim Schicksal dieser Menschen zum Teil Vor-, Kriegs- und Nachkriegs-Traumata (etwa der Mann, der nicht mehr heimkehrt aus der Gefangenschaft) miteinbezogen werden müssen, und die Studienlage generell sehr dürftig ist, gibt es hierzu kaum wirklich aussagekräftige Untersuchungsergebnisse. Es stünde aber zu hoffen, dass bei künftig betagten Menschen allein der Umstand, dass sie emotionaler freier, offener und selbstbewusster aufwachsen durften, dazu beiträgt, dass das Demenzrisiko gesenkt werden kann.

Fraglos sind Erziehung und Einhaltung gesellschaftlicher Konventionen wichtig. Man darf allerdings nicht vergessen, dass es Jahrtausende lang nur selten um das individuelle Wohl des Menschen und die Förderung seiner individuellen Begabungen ging. Es ging, im Gegenteil, oft genug weit mehr um Zucht, Ordnung und Disziplinierung und vor allem um die Unterwerfung unter (strenge) gesellschaftliche Hierarchien. Es ging um die Unterdrückung der ersten, emotionalen Natur zugunsten eines Aufzwingens der zweiten, auf dem Prinzip des Gehorsams aufbauenden Natur. Und man darf nicht vergessen, dass die Deklaration der Menschenrechte mit dem Grundsatz „alle Menschen sind *frei* und *gleich* an *Würde* und Rechten" erst 1948 (!) erfolgte, also erst siebzig Jahre her ist. Das Datum 1948, also kurz nach dem 2. Weltkrieg, ist sicherlich kein Zufall und ein spätes Eingeständnis, dass Knechtung, extreme Ungleichheit und autoritäre Unterdrückung einem friedlichen Zusammenleben alles andere als guttun.

Heute betagte Menschen haben also die Deklaration über die Gleichheit der Menschen in Bezug auf ihre Würde und ihre Rechte noch als Zeitzeugen miterlebt! Und man kann dieses grundsätzliche Menschenrecht sehr wohl als eine (teilweise) Rückbesinnung auf die erste Natur des Menschen mit ihrer Sehnsucht nach egalitären, heißt *fairen* Verhältnissen sehen. Bestehen bleibt, dass diese letzten siebzig Jahre seit der Verkündung der Menschenrechte im Vergleich zur langen Evolution nicht einmal den Ansatz zu einem Wimpernschlag ausmachen, was bedeutet, dass ein diesbezügliches Umdenken noch lange nicht abgeschlossen ist. Der Lernprozess besteht nach wie vor darin, den eigenen Gefühlen und jenen anderer zu *vertrauen,* sie vermehrt zuzulassen und sie nicht hinter der Fassade „Das gehört sich einfach so und jenes gehört sich einfach nicht!" zu ersticken. Jedenfalls ist die Frage berechtigt, ob nicht ein Gutteil der oft beklagten sozialen Isolation und Einsamkeit von Menschen in einem engen Zusammenhang steht mit dem Unvermögen, im Miteinander mit anderen Menschen die eigenen Gefühle in einer *emotional verständlichen* und *befriedigenden* Form auszudrücken. Und ob die Sprache der heute hoch im Kurs stehenden *political correctness* mit ihrem trockenen Eifer, Gefühle möglichst frei von jeglicher emotionalen (Be-)Wertung zu äußern, der Weisheit letzter Schluss ist, darf bezweifelt werden.

Dieses *Muss* einer Interaktion zwischen Gefühl und Verstand und eine daraus resultierende, zufriedenstellende Balance, die den Einzelnen zu einem ausgeglichenen Menschen macht, scheint also nur auf den ersten Blick ein Problem auf der Ebene des Individuums zu sein. Das trifft aber keinesfalls zu. Denn jeder Austausch des Einzelnen mit seiner Umwelt baut seinerseits auf einer Vielzahl von solchen, eben nur scheinbar rein vernunftgesteuerten Entscheidungsprozessen auf. Jede Begegnung mit einem anderen Menschen, und sei sie rein geschäftlich, erzeugt unweigerlich ein Gefühl! Sich auch emotional einzulassen auf die Umwelt und ihr ein durchgängiges, halbwegs stabiles und eben *ausgeglichenes* Persönlichkeitsbild zu bieten, funktioniert nicht mehr, sobald diese Verstand-Gefühl-Verbindung versagt. Heißt, dass unsere Sozialkontakte tatsächlich diese eine Bedingung als Voraussetzung haben: Herz und Hirn, Gefühl und Verstand *müssen* – selbst und vor allem auf der biologischen Ebene – zusammenwirken.

Bei einer bestimmten Schädigung im Ventro-Medialen Präfrontalen Cortex (VMPFC) sind die für Emotionen zuständigen Hirnareale von jenen für die Entscheidungen abgekoppelt. Betroffene Menschen können keine Emotionen verarbeiten und leiden an einer tiefgreifenden Antriebslosigkeit und Handlungsunfähigkeit. Im Extremfall, dem „Akinetischen Mutismus", liegen die Betroffenen reglos im Bett: bei vollem Bewusstsein, aber ohne jede Motivation zu handeln. „Das Zusammenspiel von Emotionen, reflektiertem Nachdenken und dem Willen sind zweifellos komplex, doch diese Patienten zeigen sehr deutlich, dass Emotionen für konkrete Entscheidungen notwendig sind." (Emerich Sumser 2016).

14.3 Der tragische Verlust des „Sozialen Ichs" bei fortgeschrittenem Alzheimer

Es gibt einen zweiten Grund, warum wir die traurige Geschichte des Phineas Gage und die Konsequenzen, die sein Unfall für seine Persönlichkeit hatte, hier so ausführlich behandeln. Denn auch wenn sich ein plötzlich in den Kopf gerissenes Loch nicht wirklich vergleichen lässt mit dem langsam voranschreitenden Untergang von Gehirnarealen, wie er bei der Alzheimer-Demenz passiert, das Endergebnis ist, sobald der präfrontale Kortex betroffen ist, mehr oder minder dasselbe.

Phineas Gage katapultiert uns quasi in die tragische Problematik von Personen, bei denen sich eine Alzheimer-Erkrankung einstellt. Denn weitgehend ausgeblendet und tabuisiert wird in der öffentlichen Diskussion, dass die Betroffenen bei Weitem nicht immer lammfromme, umgängliche, für die Betreuung gar dankbare Menschen sind. Je nach Demenzstadium können sie ihren Angehörigen und Betreuungskräften das Leben ganz schön schwer machen. Wankelmut, Aggressionen, Vorwürfe und vor allem eine misstrauische Haltung (typisch: das Gefühl, bestohlen worden zu sein) wechseln häufig ab mit Klagen, Niedergeschlagenheit und einer starken inneren Unruhe.

Unter der Überschrift *„Frühe Anzeichen und erste Hinweise auf eine Alzheimer-Erkrankung"*, die als Hilfestellung für Angehörige dienen soll, beschreibt die deutsch-schweizerische Vereinigung *„Neurologen und Psychiater im Netz"* auf ihrer Internetseite typische Verhaltensauffälligkeiten, die eine Demenz ankündigen, wie folgt: *„Bisher sanftmütige Menschen entwickeln sich z. B. zu streitsüchtigen, aggressiven Personen. Auch eine ungewohnte Unruhe am Tage und in der Nacht sowie Feindseligkeit gegenüber selbst vertrauten Personen zählen zu den ersten Anzeichen einer Alzheimer-Demenz. Weiter ziehen sich die Patienten vielfach aus ihrem Freundes- und Bekanntenkreis zurück, verlieren die Lust und das Interesse an gemeinsamen Aktivitäten und Hobbys." (zu finden auf* www.neurologen-und-psychiater-im-netz.org/neurologie/erkrankungen/alzheimer-erkrankung/fruehanzeichen*).*

Man sollte sich als betreuende Person daher stets klar darüber sein: Betroffene mit Alzheimer-Symptomatik benehmen sich nicht *absichtlich* störrisch, sie sind nicht *vorsätzlich* böswillig (etwa ausgerechnet der Schwiegertochter gegenüber). Ihr Verhalten ist ein Hinweis auf die konkrete, physiologische Zerstörung, die in ihrem Gehirn vonstattengeht. Sie können, genauso wie der arme Phineas Gage, nicht anders!

Wobei natürlich die Einsicht, die oft verstörenden Persönlichkeitsveränderungen des Patienten lägen „bloß" an *biologischen* Ursachen, für die Angehörigen erst recht keine einfache Sache ist: Denn es erschreckt uns existenziell, den Geist und die individuelle Persönlichkeit eines Menschen quasi reduziert zu sehen auf rein biologische Vorgänge im Gehirn. Wir können gar nicht anders, als uns damit schwerzutun. Denn schließlich leben wir seit Jahrtausenden in der Tradition, dass wir den Geist als unabhängig vom Körper begreifen. Das Gehirn ist gemäß dieser Tradition nicht der Geist an sich, sondern bloß dessen sterblicher *Sitz,* und der Geist selber möglicherweise unsterblich. Aber wie es sich mit dieser Sterblichkeit bzw. Unsterblichkeit des Geistes verhält, ist eine fundamental religiöse und transzendentale Frage, die ein jeder für sich je nach Glaubenshaltung zu entscheiden hat und die wir daher in diesem Buch beiseitelassen wollen.

Nur so viel: Wir haben für die im präfrontalen Kortex gebündelten Funktionen, die einen Großteil des „Ich-Bewusstseins" ausmachen, mit Bedacht den eher vorsichtigen Begriff „Soziales Ich" gewählt (wie ihn Antonio Damasio in seinem Buch *Descartes' Irrtum* gebraucht bzw. Alexander Mitscherlich in *Die Unfähigkeit zu trauern* (Mitscherlich und Mitscherlich 1977)). Es gibt eine Reihe von wissenschaftlichen Publikationen, die vom präfrontalen Kortex als dem Sitz der „Persönlichkeit" schlechthin sprechen. In Hinblick auf Phineas Gage und Alzheimer-Patienten müsste die – hier zu weit führende – Frage wie folgt lauten: Ist eine von der Außenwelt als extrem verändert erlebte Persönlichkeit eines Menschen nun noch immer seine Persönlichkeit oder nicht? Die Antwort müssen wir hier natürlich schuldig bleiben. Aber für eine grundsätzliche Übersicht, welche verantwortungsvollen Aufgaben der präfrontale Kortex in Bezug auf die Persönlichkeit eines Menschen innehat, siehe etwa: www.dasgehirn.info/grundlagen/anatomie/der-frontallappen.

Jedenfalls sind die Arbeiten der Hirnforschung, wie hier speziell von Antonio Damasio, von unschätzbarem Wert. Denn sie lassen uns verstehen, dass unser Gehirn nicht bloß eine weitgehend vom nüchternen Intellekt gesteuerte Maschinerie ist, die eingehende sensorische Reize bearbeitet und eine entsprechende motorische oder kommunikative Antwort erzeugt. Ob es uns passt oder nicht, wir müssen anerkennen, dass der evolutionsgeschichtlich weitaus älteren Gefühlsebene im limbischen System des Gehirns eine Schlüsselrolle zukommt, nicht nur bei vermeintlich vernunftgesteuerten Entscheidungen, sondern in allem, was unsere Persönlichkeit und Identität ausmacht.

14.4 Tear Down the Walls! Verständigungsbarrieren einreißen

Die jahrhundertalte Annahme, unsere Gefühle wären ziemlich *primitive* Gesellen, die *reinsten, zügellosen Wilden,* derer man nur dadurch Herr wird, indem man ihnen die Wächter Vernunft und Verstand vor den Ausgang aus ihrer Welt setzt oder indem sie schlimmstenfalls ganz weggesperrt und unterdrückt werden müssen, geht an den wahren Gegebenheiten, die sich in unseren Gehirnen abspielen, weit vorbei. Die moderne Hirnwissenschaft lässt uns begreifen, was an Verknüpfungen und Verarbeitungszentren es alles braucht, damit wir überhaupt fähig sind, unserer Umgebung ein (zumindest halbwegs) stabiles, durchgängiges Ich zu präsentieren und uns selbst als ein solches zu erleben. Für unser Leben in einer Gemeinschaft braucht es also weitaus mehr als „nur" den Einsatz von Kommunikationswerkzeugen, wie verbale und non-verbale Sprache.

Und ganz entscheidend: Dieses stabile, durchgängige Ich sollte nicht mit der Errichtung einer zivilisierten und kultivierten Fassade verwechselt werden! Bloß den Schein zu wahren, Konflikten aus dem Weg zu gehen, die eigenen Gefühle, die sich bei der Begegnung mit einem Menschen einstellen, zu ignorieren oder letztlich alle Kontakte, die einem nicht den gewünschten Wohlfühlfaktor bringen, von vornherein zu meiden, bedeutet erst recht eine Verarmung für Gehirn und Gedächtnis. Unser Gehirn hat uns im Lauf der Evolution auf mehr vorbereitet, als bloß das Dasein in einer Kuschelecke. Das stabile Ich darf und muss wohl auch zuweilen ins Wanken oder Schwanken geraten. Es kann nur lebendig bleiben und sich entwickeln, wenn es sich auch *emotional ehrlich* konfrontiert mit anderen, wenn es neugierig bleibt, Überraschungen – auch solche, die eher unangenehm sind – zulässt, mit einem Wort, wenn es sich exponiert. Ansonsten verschmilzt es mit der aufgebauten Fassade, erstarrt zu einem lebenden Toten.

Darin besteht übrigens möglicherweise der allerwichtigste Grund, warum wir danach trachten sollten, die Risikofaktoren in Hinblick auf eine spätere Demenzgefahr wirklich ernst zu nehmen und *rechtzeitig* gegenzusteuern! Denn es ist schon schlimm genug, wenn zum Beispiel nach einem Schlaganfall (eine vaskulär-bedingte Demenz) Sprachstörungen oder Lähmungen zurückbleiben, und der Betroffene z. B. Hilfe bei der Körperpflege braucht. Aber als noch beunruhigender werden Ausfälle betrachtet, die im Zusammenhang mit unserer Persönlichkeit stehen.

Umfragen zum Thema Alter und Demenz beweisen, dass die Befragten eine Sache ganz besonders fürchten: nämlich ihren Angehörigen zur Last zu fallen! Und als Grund für ein solches Zur-Last-Fallen werden heute vermehrt nicht körperliche, sondern *geistige* Defizite genannt. Zur Angst, man könnte es einmal körperlich nicht mehr schaffen, gesellt sich jene, dass man im Alter geistig nicht mehr in der Lage sein könnte, ohne die Hilfe der

Angehörigen auszukommen. *(vgl. dazu: Umfrage im Auftrag des Instituts für Sozialmedizin und Epidemiologie der Universität Graz 2016*).

Hierzu sei angemerkt, dass sich häufig hinter der Formulierung *zur Last fallen* wohl eine weitere Sorge versteckt. Nämlich jene: den Angehörigen das Leben *schwerzumachen!* Eben schwermachen, indem man sie durch eine unberechenbar gewordene, launische, möglicherweise gar aggressive Persönlichkeit vor den Kopf stößt und verstört! Die Angehörigen beschleicht dann womöglich das Gefühl, das zuvor verträgliche Wesen des Patienten wäre über Jahrzehnte bloß eine Art zivilisierte Tünche gewesen, und nun – mit der Demenz – kämen die *wahren* Gefühle ans Licht. Mit der Demenz zerbrösle nun eine von Verstand und Vernunft aufrechterhaltene Fassade, es wäre nun die schon besprochene Impulskontrolle, die mehr und mehr versagt. Und es zeige sich daran erst recht wieder, wie gemein, egoistisch und niederträchtig unsere erste Natur, jene unserer Gefühlswelt, wäre. Der Angehörige gelangt zurück zu dem deprimierenden Befund, dass sich am dementen Patienten denn ja doch wieder erweise, aus wie viel eher schlechten als guten Gefühlseigenschaften der Mensch bestehe.

Hiermit schließt sich unser Bogen, wir kehren zurück zum Eingangs-Statement, wie wichtig für das Soziale Ich der *Ausgleich* zwischen Verstand und Gefühl ist. Denn eine Fassade kann nur dann bröckeln, wenn eine Fassade vorhanden ist! Eine Tünche kann nur dort abblättern, wo eine solche tatsächlich da ist. Wenn der Umgang zwischen einem Demenz-Patienten und seiner Umwelt alle die Jahre *vor* seiner Erkrankung ein halbwegs ehrlicher und aufrichtiger war, dann wird diese Umwelt nicht in der Verunsicherung leben müssen, die Krankheit enthülle nun die wahren, hässlichen Gefühle, die der Patient hinter seiner Fassade schon immer für einen hegte.

Wir brauchen den Mut uns einzugestehen, dass unser Zusammenleben mit Mitmenschen bis hin zu unseren losen Sozialkontakten eben aus mehr besteht als aus einem Zur-Schau-Tragen von Höflichkeit, guten Manieren und angeblich nobler Zurückhaltung. Nicht selten hört man den Satz: „Ach, gesagt hab ich natürlich nichts. Aber ich denk mir halt meinen Teil!" Diese noble Zurückhaltung, dass man sich seinen Teil denkt und nicht ausspricht, entpuppt sich oft als Konfliktscheu bzw. geht es noch gar nicht um einen tatsächlichen Konflikt, sondern dem Ganzen liegt der Gedanke zugrunde: Diese Person ist es mir gar nicht *wert,* dass ich mich mit ihr auseinandersetze. Heißt, die Person ist es mir nicht wert, dass ich wegen ihr meine eigenen Gefühle erforsche. Und dies heißt in letzter Konsequenz: Mir sind meine *eigenen* Gefühle zu wenig wert, als dass ich mich mit ihnen auseinandersetze!

Zum Abschluss noch eine Anmerkung, worin eine weitere Tragik einer Demenzerkrankung im Alter liegt: Ein jeder von uns wünscht sich, dass ihn nach seinem Tod die Nachwelt in guter, liebe- oder respektvoller Erinnerung behält! Und dann sollte ein solches liebes, respektvolles Gedenken zerstört sein, „nur" weil man die letzten Lebensjahre mit einem Gehirn verbringen musste, in dem Areale so stark zerstört waren, dass dies enorm belastende Auswirkungen auf das Zusammensein mit den Angehörigen hatte. Hier gilt wieder: Wer seinen Nachkommen im Leben *vor* der Demenz das Gefühl vermittelt hat, die an den Tag gelegten Gefühle wie Zuneigung, Aufmerksamkeit und Anteilnahme waren ehrlich und nicht bloß heuchlerische Fassade, der wird trotz der schwierigen Demenzjahre keine Sorge haben müssen, dass ihn die Nachwelt in schlechter oder zweifelhafter Erinnerung behält.

Wohlgemerkt: Dieses Buch maßt sich nicht an, Strategien oder Rezepte zu beurteilen, wie eine zwischenmenschliche Kommunikation *besser* funktionieren kann, diese jahrtausendalte Problematik (ob man eher an der Stellschraube Vernunft oder eher der Stellschraube Gefühl drehen muss, um das Verhältnis der beiden so auszutarieren, dass ein zufriedenstellender Kompromiss zustande kommt) füllt nicht umsonst ganze Bibliotheken. Wir scheinen hier zwar eindeutig Partei zu ergreifen für ein *vermehrtes Zulassen* von Gefühlen, aber wir tun dies aus einem recht nüchternen Grund: Es ist nämlich evolutionär kein Zufall, dass unsere Gefühlswelt mitsamt impulsivem Verhalten dem Verstand ebenbürtig ist und ihn teilweise sogar übertrumpft. Warum?

Ein jeder Organismus ist in seiner Grundstruktur auf Überleben und Nachkommenschaft programmiert. Ein jeder Organismus verfügt also über eine „Alarmzentrale", die im Fall einer Gefahr zu blitzschnellen Reaktionen fähig sein muss. Beim Menschen ist diese Alarmzentrale die im limbischen System gelegene *Amygdala (Mandelkern).* Der Prozess läuft wie folgt ab: Jede ins Gehirn gelangende Sinneswahrnehmung (außer Riechen) muss zunächst den *Thalamus*, den man auch „Tor zum Bewusstsein" nennt, passieren, und dieser Thalamus leitet einen Großteil des eingehenden Sinnessignals weiter an die höheren Funktionen in der Großhirnrinde. Aber aufgepasst: Der Thalamus verfügt über eine *Direkt*verbindung zur unter ihm liegenden *Amygdala,* die alles mitverfolgt (Gazzaniga 2011), und diese „Hotline" arbeitet *doppelt so schnell* wie der Signalweg ins Großhirn! Fühlt sich der Mensch also von einer echten oder vermeintlichen Gefahr bedrängt, dann haben die „Vernunftszentren“ in der Großhirnrinde ohnehin das Nachsehen. Die Amygdala hat nämlich schon gemäß ihrem Urinstinkt *„Überleben“* und gemäß den aus der Kindheit erinnerten emotionalen Mustern quasi reflexhaft reagiert. Zum einen, indem sie Furcht mit allen ihren körperlichen Symptomen auslöst, zum anderen, indem sie eine erhöhte Aufmerksamkeit gar verstärkt zu Wut oder sonstigen Gefühlsausbrüchen.

Man nennt die Amygdala deshalb *„Mandelkern“*, weil ihre Form einer Mandel gleicht. Aber ein „Kern“ ist sie auch dem Sinn, als sie den Kern unserer emotionalen Antriebe, nämlich Überleben und Fortpflanzung, bildet. Dies ist ein weiterer Grund, die biologisch ohnehin determinierte, zwischen Gefühl und Verstand gegabelte Signalverarbeitung zur Kenntnis zu nehmen, anstatt sie länger zu ignorieren oder gar zu leugnen (vgl. www.dasgehirn.info/grundlagen/anatomie/die-amygdala – sowie *D.Goleman, Emotional Intelligence;* zitiert bahnbrechende Untersuchungen von Joseph LeDoux: „the Seat of All Passion“. *S. 17–30* (Goleman 1995)).

Was jedenfalls völlig falsch ist: zu glauben, Erziehung und „Einbläuen“ von gesellschaftlichen Verhaltensnormen würden allmählich zu einem Deckel, der nur schwer genug sein muss, damit er den „Druckkochtopf“ der angeblich brodelnden, unberechenbaren Gefühle möglichst fest verschließt. Denn was uns letztlich um die Ohren fliegt, wenn wir zulassen, dass Gefühle unter einem immer größeren Druck weggesperrt bleiben, sind weniger die Gefühle an sich, sondern es ist der Deckel.

Literatur

Damasio A (2004a) Descartes’ Irrtum; Kapitel 1. Deutsche Verlags-Anstalt, Munich

Damasio A (2004b) Descartes’s Irrtum: Kapitel 2–4. Deutsche Verlags-Anstalt, Munich

Die Angst vor Schmerzen im Alter (2016) Der Standard, 1. August

Gazzaniga M (2011) Die Ich-Illusion. Hanser, Munich, S 90

Goleman D (1955) Emotional intelligence. Scientific American, Inc., S 17–30 ISBN 0-553-84007-X

Mitscherlich A, Mitscherlich M (1977) Die Unfähigkeit zu trauern. Piper, München

Sumser E (2016) Evolution der Ethik. De Gruyter, Berlin, S 177

15

Zusammenfassung zum Thema „Vielfältige Sozialkontakte" und Tipps & Tricks

Ernestine Leutgeb

15.1 Zusammenfassung zum Thema „Vielfältige Sozialkontakte"

Das Anliegen der vorherigen Seiten war folgendes: Es ging nicht darum, die Voraussetzungen aufzuzeigen, die das Gehirn *bräuchte,* damit Kommunikation gelingt, sondern darzustellen, dass diese Voraussetzungen als *das* entscheidende Werk einer langen, langen Evolution ohnehin in unseren Hirnen vorhanden sind, und zwar in einem – bis zu den Erkenntnissen der modernen Hirnforschung – weit unterschätzten Ausmaß und Umfang vorhanden sind. Die Frage ist eher, ob wir, insgesamt gesehen, unsere Fähigkeiten zur sozialen Kommunikation nicht *zu wenig wertschätzen!* Renommierte Experten, wie die zuvor zitierten Forscher Michael Tomasello, Antonio Damasio oder Carl van Schaik, bezeichnen den Homo sapiens gar als ein *ultrasoziales Wesen* bzw. als eine *hypersoziale Spezies* (Schaik 2018), und sehen darin die Voraussetzung, dass überhaupt *Bewusstsein* entstehen konnte. Dies unterstreicht noch einmal das machtvolle Gehirn-Instrumentarium, das der Mensch in Bezug auf sein Sozialleben entwickelt hat.

Und gerade aus der *Vielfalt* unserer Kontaktmöglichkeiten ergeben sich für unser Gehirn Herausforderungen, die der Historiker Yuval Noah Harari in seinem Buch „Eine kurze Geschichte der Menschheit" so beschreibt:

E. Leutgeb und H. Schloffer, *Mit Bewegung und Geselligkeit Demenz vorbeugen,*
https://doi.org/10.1007/978-3-662-59618-0_15

„Als Einzelne und selbst als kleine Gruppen sind wir den Schimpansen derart ähnlich, dass es schon fast peinlich ist. Deutliche Unterschiede ergeben sich erst, wenn wir die magische Grenze von 150 Individuen überschreiten… Der eigentliche Unterschied zwischen uns und den Schimpansen ist der geheimnisvolle Kitt, der eine große Anzahl von Individuen, Familien und Gruppen zusammenhält. Dieser Kitt hat uns zu den Herren der Schöpfung gemacht." (Yuval Noah Harari Eine kurze Geschichte der Menschheit S. 54, 132 f., 141 ff.).

Der Normalfall für den Menschen sind also vielfältige Kontakte. Lassen wir zum Abschluss noch einmal Manfred Spitzer zu Wort kommen. In seinem Buch „Digitale Demenz" beschreibt Manfred Spitzer diesen Normalfall so: „Insbesondere haben wir dauernd mit anderen Menschen zu tun; wir müssen bewerten, entscheiden und handeln und uns dabei permanent mit anderen abstimmen. Wir müssen planen und Pläne auch wieder verwerfen, Vereinbarungen treffen, uns daran halten und vieles mehr. Genau das – also das Leben in seiner vollen Breite und Tiefe – ist es, was unsere Nervenzellen am Leben hält".

Und er richtet die folgende klare Botschaft an ältere Menschen. „Kurz gesagt: Beschäftigen Sie sich statt mit Kreuzworträtsel und Sudoku öfter mit einem Ihrer Enkel. Und wenn Sie keinen haben, dann leihen Sie sich einfach einen aus".

15.2 Tipps und Tricks zum Thema Sozialkontakte

Überlegen Sie sich einmal in aller Ruhe, wie es um Ihre Fähigkeit zu vertrauen bestellt ist. Wem vertrauen Sie warum? Und kann es sein, dass es, wenn Sie jemanden nicht vertrauen, an eventuellen Vorurteilen liegt? Erinnern Sie sich an unser Vertrauenshormon „Oxytocin", dessen Ausschüttung uns gleich einmal wohler fühlen lässt. Setzen also Sie den ersten kleinen Schritt. Denn ein Lächeln, ein (verbales) Schulterklopfen, eine freundliche Geste können Wunder wirken!

Bedenken Sie immer wieder, dass der Mensch viele und komplexe Hirnmechanismen nur deshalb entwickelt hat, um mit anderen Menschen, ob freiwillig oder auch unfreiwillig, zu kommunizieren. Je weniger Austausch wir also mit anderen Menschen haben und pflegen, umso mehr „verkümmern" ganz wichtige Fähigkeiten unseres Gehirns.

Es ist inzwischen wissenschaftlich gesichert, dass es unsere Gefühle und Emotionen sind, die beim Umgang mit anderen eine (oder gar DIE) tragende Rolle spielen. Deshalb: Gesellschaftliche Etikette, Umgangsformen und political correctness hin oder her, unsere non-verbale Kommunikation verrät uns (meist) ohnehin. Es geht also um den Mut, Gefühle zu zeigen und sich nicht dafür zu schämen.

Dass Einsamkeit im wahrsten Sinn des Wortes Schmerzen bereitet, ist kein Humbug. Es ist wissenschaftlich nachgewiesen, dass das Gefühl, sozial isoliert zu sein, dasselbe Hirnzentrum anspricht, wie das ein körperlicher Schmerz tut! (Spitzer 2018).

Es fällt uns heute oft schwer, uns einzugestehen, dass wir den Kontakt zu anderen Menschen *brauchen*. Dies liegt auch daran, dass staatlich-soziale Einrichtungen und alle möglichen privaten Versicherungen uns in der Sicherheit wiegen, dass wir auf andere Menschen gar nicht mehr *angewiesen* sind. Bedenken Sie allerdings, dass unsere genetische Programmierung noch immer auf ein Leben innerhalb eines Clans ausgerichtet ist. Statt uns also zu brüsten mit unserer Unabhängigkeit und Selbständigkeit, sollten wir einsehen, dass es keine *Schwäche* ist, den anderen zu brauchen. Ganz im Gegenteil. Es macht unser Leben erfüllter.

Es mag reichlich trivial klingen, aber eine jede Begegnung mit einem Menschen (ob nahestehend oder fremd) beginnt damit, dass wir ihn überhaupt erst einmal *wahrnehmen*. Dieses *Überhaupt-Wahrnehmen* wird uns heute immer schwerer gemacht. Ob in der U-Bahn oder im privaten Bereich: Wir lassen uns verlocken, dass wir etwa lieber auf unseren Smart-Phones herumspielen, als *konkret* in der Situation anwesend und aufmerksam zu sein. Fällt einem solches schwer, können sogenannte Achtsamkeits-Übungen helfen – inzwischen gibt es jede Menge Infos und Anleitungen zu einem Achtsamkeits-Training im Internet. Solche Achtsamkeitsübungen richten sich sowohl auf das eigene innere Erleben (z. B. Atem, Herzschlag), als auch auf die Wahrnehmung all dessen, was im Augenblick von außen, aus dem unmittelbaren Umfeld, auf einen einströmt.

Wir haben heute alle Stress, Stress, Stress. Stress tut allerdings unseren zwischenmenschlichen Begegnungen gar nicht gut. Denn Stress fokussiert unsere Aufmerksamkeit auf eine bestimmte einzelne Sache. Wir blenden damit zwangsläufig unsere Umgebung weitgehend aus und reagieren auf alles, was unsere Konzentration auf die eine Sache stört, zerstreut bis unwillig und unwirsch.

Noch nie in der Geschichte der Menschheit wurde uns Kontakt*vermeidung* so schmackhaft gemacht wie heute. Teilweise wird sie uns, über all die Do-it-alone-Geräte, sogar aufgezwungen – immer mehr alltägliche Geschäfte, die wir an Automaten oder online erledigen. Früher ganz selbstverständliche Berührungspunkte mit der Außenwelt sterben damit aus. Wehren Sie sich bewusst gegen das Verschwinden Ihrer direkten Berührungspunkte mit anderen Menschen, denn eine voranschreitende Vereinsamung ist damit vorprogrammiert.

Andererseits steht uns heute ein wirklich großes Angebot zur Verfügung, wie wir in unserer *Freizeit* mit anderen Menschen in Kontakt kommen können. Die Palette reicht von allen möglichen Vereinen und Interessensgemeinschaften bis hin zur Teilnahme an sportlichen, sozialen und künstlerischen Gruppenaktivitäten. Zudem ist vieles davon leistbar geworden (z. B. eine geführte Fernreise). Vergessen wir nicht, dass alle diese Aktivitäten nicht nur unserer Psyche guttun, sondern auch verschiedenste Hirnfunktionen auf Trab halten!

Die Gefahr eines Abstumpfens wird mit zunehmendem Alter immer größer! Kämpfen Sie daher darum, sich Ihre Neugierde und Freude zu erhalten – etwa, indem Sie sich immer wieder bewusst machen, wie wertvoll Erlebnisse und Abwechslung nicht nur für Ihre Psyche, sondern auch für Ihr Gehirn und Gedächtnis sind. Und umso wohltuender, wenn wir Neugierde und Freude über Abwechslung mit anderen teilen!

Selbst wenn es unbequem klingt: Von Zeit zu Zeit das eigene Verhalten, das man gegenüber anderen Menschen an den Tag legt, kritisch zu hinterfragen, ist unerlässlich. Es gilt das Sprichwort: Wie ich in den Wald rufe, so kommt es zurück. Oder um es in den Worten des Philosophen Lars Svendsen auszudrücken: *Der Wert meiner Anerkennung durch den anderen hängt von meiner Anerkennung des anderen ab* (Svendsen 2016).

Solange wir im Berufsleben stehen und Kinder großziehen, haben wir oder nehmen wir uns wenig Zeit dafür, auch Kontakte außerhalb der Familie zu pflegen bzw. neue Kontakte zu schließen. Eine einfache Möglichkeit ist es hier, Kontakte zu den Eltern der Freunde und Freundinnen der Kinder zu knüpfen – etwa gemeinsame Ausflüge. Außerdem: irgendwann gehen die Kinder außer Haus. Dann wird es Zeit, dass man „eingeschlafene" Kontakte reaktiviert! Verschieben Sie also die Pflege von Freundschaften nicht auf die Zeit nach Ihrer Pensionierung.

Der bereits zitierte Manfred Spitzer hat womöglich leicht reden, wenn er älteren Menschen rät, sie mögen sich, statt Sudokus zu lösen, einen Enkel „krallen", und wenn sie keinen zur Verfügung haben, einen Ersatzenkel bemühen. Es wird nicht so leicht funktionieren. Der generationsübergreifende Kontakt ist zwar sehr wichtig, geht aber unter unseren heutigen Lebensbedingungen zwangsläufig immer mehr verloren. Aber: Als Ersatz bietet sich an, dass wir uns Angehörige unserer eigenen Generation „krallen"! Gerade die nun ins Alter kommende Baby-Boomer-Generation hat den Vorteil, dass häufig mehrere Geschwister plus deren Anhang, sowie viele weitere Schicksalsgenossen vorhanden sind. Und einmal in Rente, hat man ja viel Zeit für gemeinsame Unternehmungen!

Bedenken Sie außerdem: Gemeinsam etwas zu unternehmen (z. B. Reisen, Wandern, Kultur) bedeutet nicht nur, etwas gemeinsam zu erleben. Es bedeutet auch, dass man später etwas hat, woran man sich *gemeinsam erinnern* kann. Man hat also damit eine Basis für einen Erfahrungsaustausch in Zeiten, wo wir möglicherweise kaum mehr aktiv sein können.

Die eifrigen Nutzer sozialer Medien können einem großen Irrtum unterliegen: Indem man Kontakte nur auf der virtuellen Ebene herstellt, muss man sich nicht wirklich einlassen (so ein Kontakt lässt sich ja auf Knopfdruck wieder löschen!). Man sollte sich also ehrlich fragen, ob solche *virtuellen* Kontakte nicht auch dazu da sind, einer direkten, persönlichen Begegnung aus dem Weg zu gehen. Zudem verführen solche virtuellen Kontakte zum Posieren, also dazu, sich *besser, hübscher, attraktiver darzustellen, als man das womöglich ist.*

Danach befragt, worunter eine Beziehung am meisten leidet, antworten die meisten spontan: Streit und Zwistigkeiten. Das stimmt allerdings, wie Studien herausgefunden haben, gar nicht. Es ist entgegengebrachte *Gleichgültigkeit,* die uns am meisten zu schaffen macht! Selbst kleine Gesten der Aufmerksamkeit bewirken viel (z. B. ein Mitbringsel, ein Zuhören, ein Sich-Zeit-Nehmen). Also nicht passiv darauf warten, dass der Andere Interesse zeigt, sondern selber Interesse zeigen an der Person des Anderen.

Literatur

Spitzer M (2014) Digitale Demenz. Droemer, München, S 56

Spitzer M (2018) Einsamkeit – Die unerkannte Krankheit. Droemer, Munich, S 54

Svendsen L (2016) Philosophie der Einsamkeit (Zitat von Jean Paul Satre). BUP, Berlin, S 205

von Schaik C (2018) Tagebuch der Menschheit. Rowohlt Taschenbuch, Reinbek bei Hamburg, S 326

Stichwortverzeichnis

E. Leutgeb und H. Schloffer, *Mit Bewegung und Geselligkeit Demenz vorbeugen*,
https://doi.org/10.1007/978-3-662-59618-0